国家卫生健康委员会"十四五"规划教材

全国中等卫生职业教育教材

供护理专业用

U0276282

护士人文修养

第2版

主　编　丁宏伟

副主编　李夫艳　赵　波

编　者　（以姓氏笔画为序）

丁宏伟（安徽省淮南卫生学校）

李夫艳（山东省临沂卫生学校）

杨志敏（大理护理职业学院）

张译允（云南省临沧卫生学校）

陆英莉（山东省烟台护士学校）

赵　波（山东省济宁卫生学校）

人民卫生出版社

·北　京·

图书在版编目（CIP）数据

护士人文修养/丁宏伟主编. —2版. —北京：
人民卫生出版社，2022.8（2023.8重印）
ISBN 978-7-117-33395-5

Ⅰ. ①护… Ⅱ. ①丁… Ⅲ. ①护士－修养－中等专业
学校－教材 Ⅳ. ①R192.6

中国版本图书馆 CIP 数据核字（2022）第 132948 号

人卫智网	**www.ipmph.com**	医学教育、学术、考试、健康，
		购书智慧智能综合服务平台
人卫官网	**www.pmph.com**	人卫官方资讯发布平台

护士人文修养
Hushi Renwen Xiuyang
第 2 版

主　　编：丁宏伟
出版发行：人民卫生出版社（中继线 010-59780011）
地　　址：北京市朝阳区潘家园南里 19 号
邮　　编：100021
E - mail：pmph @ pmph.com
购书热线：010-59787592　010-59787584　010-65264830
印　　刷：人卫印务（北京）有限公司
经　　销：新华书店
开　　本：850×1168　1/16　印张：8
字　　数：170 千字
版　　次：2016 年 5 月第 1 版　　2022 年 8 月第 2 版
印　　次：2023 年 8 月第 2 次印刷
标准书号：ISBN 978-7-117-33395-5
定　　价：36.00 元

打击盗版举报电话：010-59787491　E-mail：WQ @ pmph.com
质量问题联系电话：010-59787234　E-mail：zhiliang @ pmph.com
数字融合服务电话：4001118166　E-mail：zengzhi @ pmph.com

修订说明

　　为服务卫生健康事业高质量发展，满足高素质技术技能人才的培养需求，人民卫生出版社在教育部、国家卫生健康委员会的领导和支持下，按照新修订的《中华人民共和国职业教育法》实施要求，紧紧围绕落实立德树人根本任务，依据最新版《职业教育专业目录》和《中等职业学校专业教学标准》，由全国卫生健康职业教育教学指导委员会指导，经过广泛的调研论证，启动了全国中等卫生职业教育护理、医学检验技术、医学影像技术、康复技术等专业第四轮规划教材修订工作。

　　第四轮修订坚持以习近平新时代中国特色社会主义思想为指导，全面落实《习近平新时代中国特色社会主义思想进课程教材指南》《"党的领导"相关内容进大中小学课程教材指南》等要求，突出育人宗旨、就业导向，强调德技并修、知行合一，注重中高衔接、立体建设。坚持一体化设计，提升信息化水平，精选教材内容，反映课程思政实践成果，落实岗课赛证融通综合育人，体现新知识、新技术、新工艺和新方法。

　　第四轮教材按照《儿童青少年学习用品近视防控卫生要求》(GB 40070—2021)进行整体设计，纸张、印刷质量以及正文用字、行空等均达到要求，更有利于学生用眼卫生和健康学习。

　　第四轮教材修订编写工作于 2021 年正式启动，将于 2022 年 8 月开始陆续出版，供全国各中等卫生职业学校选用。

2022 年 7 月

前　言

《护士人文修养》第1版于2015年7月出版。本教材出版以来，因教学内容选材适当、知识结构合理、内容简洁实用、语言文字流畅，能很好地满足中职护理专业和相关专业教学需要而受到众多中等职业学校专家和师生的一致好评。

《护士人文修养》第2版在编写过程中深入贯彻落实《中华人民共和国职业教育法》，根据卫生职业教育"以服务为宗旨，以就业为导向，以岗位需求为标准"的指导思想，经过各位编者的共同努力编写而成。本教材进一步体现了先进性、思想性、科学性、启发性和适用性，特别突出基础理论、基本知识和基本技能。教材编写以专业培养目标为导向，以职业技能培养为根本，注重满足学科需要、教学需要、社会需要，力求体现职业教育特色，更加贴近社会、贴近岗位、贴近学生。

本教材涵盖了护士社会学修养、护士审美修养、护士礼仪修养、护士人际关系修养、护士伦理道德修养等内容。以"必需、够用"为原则，对涉及的人文学科内容进行了精选、优化组合，力求内容精练实用、详略得当，可以解决中等卫生职业教育中护理专业课程多、课时紧张、人文课程难以全部开设的困难。

本教材每章都列出"学习目标"，便于学生学习和掌握重点。正文中插入与教学内容相关的"知识链接"，作为对正文教学内容的补充和延伸，扩大学生知识面。每章末增写了"本章小结"，系统地归纳、整理该章知识点，便于学生掌握每章的知识内容。本教材为融合教材，数字内容部分配有教材课件、自测题，有助于教师的教学和学生的学习。

本教材是在各位编者所在学校的大力支持下完成的，主编在此一并表示衷心感谢，并对本书所引用参考资料的作者深表谢意！

本教材虽做了一些新的尝试，但编者水平有限，书中难免有疏漏和不妥之处，敬请专家和同仁以及广大读者不吝赐教，以便及时修订，使之日臻完善。

丁宏伟
2022年5月

目　录

第一章 | 绪 论

01章 数字内容

1. 确立正确的护理价值观；具有一切为了患者健康服务的理念。
2. 熟悉护士修养、护士人文修养的概念。
3. 了解人文与人文科学的概念；人文科学的基本特征；人文修养和人文关怀的概念；人文修养与人文的关系；护士应具备的人文修养；进一步加强护士人文修养的现实意义；提高护士人文修养的主要途径和方法。

随着医学模式的不断发展与现代化，护理学也正在加速前行，强化护理专业人文教育使命重大。当今的社会进步，要求护士必须转换观念，了解与感悟护士人文修养的内涵与职业价值，充分发挥护理学的人文关怀。

第一节 人文修养概述

人文关怀是一个古老而又常新的话题。呼唤人文关怀，实施人文关怀，倡导人文关怀是社会广泛关注的问题。

一、人文与人文科学

（一）人文

人文是指与人有关的事情，是处理人与自然、人与社会以及人与自身之间关系的事情。在《辞海》中，对人文一词的解释是：人文指人类社会的各种文化现象。在这里，人文涵盖了除原始的、天然的现象之外的，人类自己创造出来的所有文化现象。

在西方，人文一词源于拉丁文"humanus"。英文中"humanity"表示人文，它含有人道或仁慈、人性、人类几层意思，强调以人为中心，重视人生幸福与人生责任。

可见，无论东方还是西方，人文一词都包含两方面意思：一是"人"，即关于理想的"人"或"人性"的观念；二是"文"，是为了培养这种理想的人（性）所设置的学科和课程。综上所述，人文是指人类文化中的先进部分和核心部分，即先进的价值观及其规范。其集中体现的是重视人、尊重人、关心人和爱护人。

（二）人文科学

人文科学（human sciences）是指以人的社会存在为研究对象，以揭示人的本质和人类社会发展规律为目的的科学。15世纪欧洲开始使用此词，指有关人类利益的学问，此后含义不断演变。

人文科学的基本任务是：①探讨人的本质；②建立价值体系；③塑造精神家园。正是在这些基本任务上，人文科学显示出自身的特质。这一特质，如果用中国哲人的话说，就是"为己之学"，而非"逐物之学"；用西方哲人的话说，就是"认识你自己！"

二、人 文 修 养

（一）人文修养的概念

修养是指人的行为和涵养，与人的性格、心理、道德、文化等有着紧密的联系，是人综合素质的表现。

人文修养（humanity cultivation）是指一个人在人文思想、人文知识、人文技能和人文精神等方面的综合水平，是一个人成其为人和发展为人才的内在品质。

（二）人文修养的内涵

人文修养主要反映一个人的人文思想、人文知识、人文技能、人文精神等方面的综合水平。

1. 人文思想 人文思想又称人文精神或人文意识，包括人本观念、个人权利、尊重个体和自由观念四个方面。与科学思想相比，人文思想具有鲜明的意识形态特征、民族色彩和个性色彩。现代人文思想强调以人为本，关心人、爱护人、尊重人，对于人性、人伦、人道、人格、人之文化及其价值充分尊重。

2. 人文知识 人文知识是泛指一切人文学科的知识。人文知识是通过学习而获得的关于文学、历史、哲学、艺术等方面的人文学科知识，是以口头语言、文字、心理记忆等形式表现出来，并以潜在的、静态的形式表现在人们的具体行为上。

3. 人文技能 人文技能是指与他人相处共事的一种能力，是运用所掌握的人文知识去思考和解决问题的能力。

4. 人文精神 人文精神是人文修养的核心要素，是在历史演变中形成和发展的由人类优秀文化积淀、凝聚而成的精神。人文精神是一种内在于主体的精神品格，主要是通过对人文知识的吸收、内化而成的一种稳定的内在特质，例如人生观、价值观、社会责任感等。

三、人 文 关 怀

（一）人文关怀的概念

人文关怀（humanistic caring）是指尊重人的主体地位和个性差异，关心人丰富多样的个体需求，激发人的主动性、积极性、创造性，促进人的自由全面发展。简单地说，人文关怀就是要关注人的生存和发展，也就是关心人、爱护人、尊重人，同时是社会文明进步的标志和人类自觉意识提高的反映。

（二）人文关怀内涵的演进

人文关怀一方面源于 14—16 世纪在意大利兴起的文艺复兴运动，使人文主义的内涵得以彰显，集中表现为重视人、尊重人、关心人、爱护人；另一方面，它的前身是哲学家们一直探讨的终极关怀的问题。终极关怀是指人自始至终地、无条件地、极其虔诚而热情地对代表无限、永恒、自由之物的向往和追求。人文关怀是现代护理的本质体现，是护理的核心所在，对患者实施人文关怀是护理人员必须履行的基本职责。

四、人文修养与人文关怀的关系

人文修养是人文关怀的基础和前提，人文关怀是人文修养的具体表现。人文关怀表现为对他人的尊重、关爱和照护，而人文修养主要体现在自身所拥有的内在品质。只有具有良好的人文修养，才可能给予他人较好的人文关怀。

 知识链接

中国传统文化与人文修养

《礼记·大学》指出"德者本也"，强调了修身养德对人生的重要性。我国古代思想家提出"格物、致知、诚意、正心、修身、齐家、治国、平天下"的由内而外的修养路线，把仁、义、礼、智、信这五种道德行为作为人生修养的准则，把孝、悌、忠、信、礼、义、廉、耻作为调节人伦关系的基本规范。可以说，重道德、尚礼仪是中华民族的重要价值理念。

第二节　护士人文修养概述

随着医学模式的转换，护理模式也发生了变化。护理模式的演变经历了以疾病为中心的功能制护理、以患者为中心的责任制护理、以人的健康为中心的整体护理的三个阶段。整体护理能否顺利开展，与护理人才的人文修养有很大的关系。

一、护士人文修养的概念

护士修养是指护士在内心信念的驱动下，将道德规范、职业规范内化为自身的品质。护士修养的形成过程是长期、复杂的，受主客观因素制约，只有各因素高度契合才能达到理想的境界。

护士人文修养是指护士具备的人文精神、人文素质、人文关怀以及人文科学等方面的修养。护士若要适应现代护理事业发展的需要，在护理过程中有效地实施人文关怀，就必须具备一定的人文修养。护士人文修养主要包括以下几个方面：

（一）伦理道德修养

良好的人际关系必须以社会认同和遵循的伦理观念和道德行为准则为基础。护士要面对平等、公正、权利、信仰、尊严、需要等伦理问题，要处理患者的健康价值、护理的道德价值及经济价值之间的冲突。在护理实践中，护士的职业修养主要体现在护理人文关怀。

（二）社会学修养

人是社会的人，社会是护士的人生舞台。护士要与服务对象交往，要建立团队合作，社会学知识不仅有助于护士认清自身的社会角色，更有助于提高护士扮演社会角色的水平。护士应该了解护理工作与社会的关系，做到专业技能社会化、价值观念社会化、行为社会化等，并通过社会文化的内化和角色扮演的学习，形成良好的社会适应能力。

（三）美学艺术修养

美学艺术修养是通过文学艺术作品的鉴赏活动逐步培养的，它源于生活而又高于生活。护士美学艺术修养的提高，有助于护士学会鉴赏美和创造美，有助于学会观察人和事，有助于陶冶情操、丰富情感、健全人格、提升品质。

（四）人际关系修养

医学、心理学专家曾指出：人类的心理适应，最主要的就是对人际关系的适应。良好的人际关系有利于提高人的健康水平和群体的凝聚力，有利于提高工作效率和完成工作目标。护士既要处理好一般的人际关系，更要处理好专业人际关系。专业人际关系包括领导与被领导关系，护士与患者、护士与患者家属的助人与被助关系，以及护士与护士、护士与医生及其他医务工作者之间的平等合作关系。这些关系之间并非完全独立，它们往往同时存在、相互作用、相互影响。在此过程中，护士要与服务对象交往，要与团队合作，如何通过运用移情、确认、分享控制和自我表白等沟通策略，表达出尊重、真诚和关注的态度，体现了护士人际关系修养的水平，而人际关系修养水平决定了护士的身心健康、工作质量和工作效率。

（五）语言文字修养

语言文字可以进行信息传递和人际交往，在信息时代，已经成为人类生存的基本工具。在护理实践中，护士要运用真挚的安慰性语言给患者以心灵抚慰，使患者感受到护士的关心和体贴；运用巧妙的告知性语言告诉患者其病情进展、治疗和护理措施、配合方法和注意事项等；运用合理的解释性语言解答患者的问题，取得患者的理解；运用恰当的鼓励性语言激发患者与疾病抗争的勇气和信心。此外，护士要书写各种护理文书，如准确记录患者的病情变化和治疗、护理措施，制订护理计划，写交接班报告等；要将自己的临床工作经验和科学研究结果撰写成论文；要开展健康教育，需要收集、整理相关资料；要对护理实习生实施临床带教，需要书写教案。而这一切都要求护士具备一定的语言文字功底。因此，护士的语言文字修养是实施护理人文关怀的基础。

（六）文化传统修养

当今，护士所面对的服务群体更趋于多元化，不同文化背景的人有着不同的服务需求，这就要求护士具备较高水平的文化传统修养。护士通过提高文化传统修养，可以认识文化与生活方式、文化与健康的关系，了解来自社会不同职业、不同阶层、不同地域、不同民族服务对象的社会关系、经济条件、政治文化背景和宗教信仰，从而为他们提供多元文化和跨文化护理；可以更好地理解医院文化的功能和表达方式、护理服务文化的内涵和外部行为，做到更新护理理念，提供人文关怀。

（七）科学思维修养

科学思维修养是人文修养中最高层次的修养。科学思维修养主要表现为观察各种现象时善于发现事物间的内在联系，透过现象看本质，找到规律；在思考问题时善于进行分析综合和推理概括；在解决问题时善于联想和思维发散。科学思维修养对提出护理问题、进行护理干预和实现护理创新非常重要。

二、加强护士人文修养的现实意义

（一）加强护士人文修养是现实工作的需要

护理工作的本质是服务人，而人的生理、心理、文化、社会背景是不同的。为了更好地理解患者，较好地与患者沟通、照护好患者，体现护理工作价值，护士除了要掌握熟练的专业知识技能外，还需要有较高的人文修养品质。因此，加强护士人文修养的培养，增强护理工作的人文关怀，将有利于促进健康，有利于促进构建和谐的医患关系，有利于营造和谐的医疗护理环境，有利于提高护理技术水平。

（二）加强护士人文修养是适应社会发展的需要

目前，我国护理教育中的人文素质教育仍然相对欠缺，人文素质教育课程的设置仍然相对较少，而护理实践活动是充满了人文关怀的一项工作。护理教育应该充分体现出护理的人文关怀精神。21世纪以来，人文关怀已成为护理教育公认的价值取向，培养具备较高人文关怀品质的护士是护理教育的主要任务。护士人文关怀品质是护士经过一定文化教育而形成的带有稳定性倾向的、能够通过护理人文关怀行动体现出来的内在专业秉性或特征,主要包含关怀理念、关怀知识、关怀能力和关怀感知四个维度。

 知识链接

人文教育的特性:体验重于教育

所谓"如人饮水,冷暖自知",不亲自去体验,你将无法真正了解体验,因为体验是一种真实的感受,是一种精神的投入,是"我与对象"之间同感共鸣的活动。

孔子曰:"知之者,不如好之者,好之者,不如乐之者。"人文教育的过程,如仅止于"知之"的阶段是没有多大的意义的,必须至少达到"好之"的阶段,对提高人的品质才能起实质的作用。

第三节 提高护士人文修养的有效途径和方法

人文修养的提高是一个潜移默化、终身教化的过程,需要通过教育和实践来提高护士的人文关怀知识与能力,激发护士内在的关爱情感,引导护士形成持久稳定的人文关怀理念。强化护士人文修养、体现护理人文关怀,已成为提高护理整体服务水平最有效的途径之一。

一、加强护士人文知识的教育

(一)注重人文知识的学习

人的行为习惯首先源于其自身的知识底蕴,然后在实践中经过不断的思考,慢慢地感受和体会其中的内涵和作用。随着人认知水平的不断提高、心理发展逐渐成熟和社会经验日益丰富,将会逐渐领悟这些知识,并将其转化成自己的经验感悟和人文精神,最终自觉地运用这些经验和精神指导自己的实践,这个过程需要环境、需要氛围。因此,人文修养的提升离不开人文知识的学习,人文知识是在学人文学科、听人文讲座、读人文科学书籍等过程中慢慢积淀的,也是在专业教育和护理实践中逐步被获取和巩固的。所以,学校必须为学生提供多渠道、全方位的人文教育,学校要开设系统的人文课程,并将人文教育渗透在专业课教育的全过程中。同时学校还应积极为学生开设第二课堂和开展社会实践活动等,举办人文知识讲座、推荐优秀的人文书刊、树立人文关怀的典型等,达到提高护士人文修养的目的。

(二)重视人文修养的提升

对护士来讲,人文修养的培养和专业技能的学习同等重要。例如在进行基础护理操作练习时,不但要学习基础操作技术,还要学会同学之间相互尊重、相互关爱、团队协作等,学会与患者顺畅地沟通和交流信息。护理工作需要护士具备分析判断和科学决策的能力,学会小组合作学习和互帮互助。这些有利于提高护士的团队合作能力、人际交往能力和语言文字能力。

（三）注重人文精神的养成

护理工作的基础是专业知识和技能,但由于其工作对象是患者,因而护理不是一种单纯的技术,而应是护理科学与人文科学的高度结合体。现代护理需要知识和技能,更需要人文关怀和职业责任。护士需要丰富的专业知识和熟练的技能,但仅此是绝对不够的。护士必须理解和重视医学的人文内涵,把它看作自己工作的重要基础。人生体悟和医学人文精神应该是护士的必备品质,其重要性至少不在专业知识和技能之下。注重护士人文修养的培养是提高护理工作水平的有效途径之一。

二、积极投身护理实践

护理的人文精神、护士的人文修养都是直接或间接反映在护理实践中的。在护理实践中,护士必须注重职业道德、人际沟通、理性思维等抽象概念的具体表现,护士可以体验到人的社会性、文化方式与健康的关系,可以感悟到美和丑的真谛,可以找到自我完善应该努力的方向,可以检验自我提高的效果。所以,护理实践是提高护士人文修养的必经之路。人文修养的提高是潜移默化、终身教化的过程,护理教育工作者和护理管理者必须充分意识到自己所承担的人文教育责任,要把人文知识和人文精神贯穿于护理教育和管理的各个环节之中。护士必须充分认识到自己是人文教育的主体,要主动融入人文教育的过程中,在积累人文知识的同时,主动学习人文研究的方法,努力培养自己的人文精神,使自己成为适应护理事业发展的新型护理人才。

（一）爱岗敬业,自尊自强

护理人员应热爱护理事业,具有献身护理事业的坚定信念,树立在护理岗位上全心全意为人民服务的理念,树立高尚的职业感和荣誉感,把维护和照顾好患者的生命、增进患者的健康看作是自己的天职。这是护理人员首要的规范要求。

（二）尊重患者,一视同仁

以患者的利益作为出发点,这是护理人员最根本的道德规范和道德品质,也是建立良好护患关系的前提和基础。护理人员要一视同仁地尊重患者的人格、尊严和生命价值,平等对待患者的正当需要和愿望。

（三）刻苦钻研,履行责任

只有救死扶伤的愿望,没有救死扶伤的技术,是不能很好地完成护理工作任务的。刻苦钻研,熟练掌握专业知识和各项护理技术,努力做到精益求精,这是护士必备的基本素质,也是护士履行职责的基础和前提。

（四）言语谨慎,举止端庄

在护理实践中,护士的一言一行都会对患者产生影响。由于职业关系,护士常常掌握患者的病史、生活方式等隐私。因此,护士应特别注意自己的言行举止,尤其注意尊重患者的隐私权,为患者保守秘密,避免因自己的言行举止不当而对患者造成伤害。

（五）互相尊重,团结协作

随着医学科学的快速发展,护理工作的分工日趋细化,护理人员之间的紧密合作显得尤为重要。为此,护理人员之间应充分互相尊重、团结协作、紧密配合,才能顺利完成各项护理工作。

（六）廉洁奉公,遵纪守法

廉洁奉公和遵纪守法是护理人员自律的基本道德要求,它要求护理人员以国家利益和人民利益为重,奉公守法,不徇私情,不图私利。

 知识链接

国际护士节的由来

南丁格尔,英国护士,在克里米亚战争中率领38名护士赴前线参加伤病员护理工作,建立了医院管理员制度,提高了护理质量,使伤病员死亡率得到迅速下降。1860年,南丁格尔在伦敦创建了英国第一所护士学校,使护理事业逐步走向专业化、科学化,并推动了西欧以及世界各地的护理工作和护士教育的发展。1912年,为纪念南丁格尔对护理工作作出的贡献,国际护士理事会将南丁格尔的生日5月12日定为国际护士节。

本章小结

本章主要介绍了人文与人文科学,人文修养的概念和内涵,人文关怀的概念和内涵的演进,人文修养与人文关怀的关系,护士人文修养的概念,加强护士人文修养的现实意义,提高护士人文修养的有效途径和方法。

本章的重点是护士修养、护士人文修养的概念。

本章的难点是提高护士人文修养的有效途径和方法。

（赵　波）

 思考与练习

1. 简述护士人文修养的概念。
2. 简述加强护士人文修养的现实意义。
3. 护士人文修养包括哪几个方面?
4. 提高护士人文修养的有效途径和方法有哪些?

第二章 | 护士社会学修养

02章 数字内容

学习目标

1. 具有良好的协同合作的团队精神。
2. 掌握护理社会工作的内容和方法。
3. 熟悉社会化的概念、内容、意义、方法和途径；护理社会学的研究内容；护士与社会工作的关系；护理社会工作的对象。
4. 了解社会和社会学的概念；社会学的学科特点和功能；社会的功能；学习、研究护理社会学的意义。
5. 学会运用社会学理论，开展护理社会工作。

社会学是现代社会的产物，多年来社会学伴随着社会的发展变化逐渐形成系统的理论体系。社会学与临床护理工作有着密切联系，社会学研究的许多领域都与护士维护和促进健康的工作目标和工作内容一致。

第一节　社会和社会学概述

社会是人的社会，人是社会的人，每个人都生活在社会之中，与社会密不可分。社会学是一门综合性的社会科学，通过研究人与人、人与社会之间的关系，探讨社会良性运行的条件和规律。

一、社会的概念

马克思主义认为社会（society）是人类生活的共同体。第一，没有抽象的社会，只有具体的社会。社会是人与人之间相互联系、相互作用的产物，是全部社会关系的总和。第二，生产关系是社会的基础和本质。决定人们之间最基本关系的是生产关系，生产关系是社会的基础和本质。根据马克思主义关于社会的科学阐述，可以归纳出社会的概念。社会是指生活在同一地域内的人们以特定的物质资料的生产活动为基础，相互交往而形成的生活共同体。社会关系包括个体之间的关系、个体与集体的关系、个体与国家的关系。

二、社会的功能

人类社会一经形成就要发挥其作用，这种作用被称为社会功能。

（一）整合功能

整合功能是指社会能将无数个体组织起来，形成一个社会整体，调控各种矛盾、对立与冲突，并将其控制在特定范围内，维护统一的作用。整合功能包括文化整合、规范整合、观念整合和功能整合。

（二）交流功能

交流功能是指人类社会创造了语言、文字、符号等交流的基本工具，具有促进个体间、家庭间、群体间、地区间、国家间交流和交往的作用。沟通交流是建立社会和谐人际关系的必要前提，可以消除人们的分歧，融洽感情。社会为人与人之间的交流提供了各种不同的场所，创造了良好的交流条件，同时制定了不同的规范，使人们能够友善融洽地进行交流。

（三）导向功能

导向功能是指社会制定了一整套行为规范，用以维持正常的社会秩序，调整人们之间的关系，规定和指导人们的思想、行为方向，具有调控和导向作用。导向既可以通过法律、法规等强制手段进行，也可以通过道德、风俗习惯和舆论等非强制手段潜移默化地进行。通过调控引导，使社会成员知晓可为和不可为的言行，从而使自己的言谈举止向社会主流价值观认同的方向发展，建立和维系正常的社会秩序。

（四）传承发展功能

传承发展功能是指人类社会具有世代更替和不断延续的特性，人类创造的物质文明、精神文明及其他文明成果通过社会的延续得以传承和发展。个人的生命短暂，人类代际不断更替。个人、家庭甚至家族，随着时间的流逝会走向生命历程的终结，但人类社会则是长存延续的，人类文明通过世代相传不断传承和发展。

三、社会学及其研究对象

（一）社会学的概念

社会学（sociology）是把社会关系作为一个整体，综合研究社会关系各个组成部分及其相互关系，探讨社会关系发生、发展及其变化规律的一门社会科学。世界各国学者普遍认为，社会学产生于 19 世纪 30 年代，以法国哲学家、社会科学家孔德提出"社会学"一词并构建社会学思想体系为其诞生的标志。

（二）社会学的研究对象

社会学的研究对象非常广泛，一切与社会有关的事物都可能成为社会学的研究对象。通常认为，社会学的研究对象是发展变化的社会有机体，是现实的、具体的、作为整体的社会。通俗地讲，社会学的研究对象就是整体的现实社会的结构与运行变化过程。

 知识链接

社会学创始人孔德

奥古斯特·孔德（1798—1857），法国著名的哲学家，社会学、实证主义的创始人。1830年，孔德的《实证哲学教程》第 1 卷出版，之后其他各卷（共 4 卷）陆续出版。在第 4 卷中，孔德首次正式提出"社会学"这一名称并建立起社会学的理论体系。孔德开创了社会学这一学科，被尊称为"社会学之父"。

四、社会学的学科特点

（一）科学性

社会学的科学性是指其研究方法的科学性。以往的社会思想和社会意识常常建立在直观的主观想象基础上，对社会的认识是片面、肤浅的。社会学作为一门科学要取得对人类社会的科学认识，必须把定性研究方法与定量研究方法相结合。孔德之所以被公认为是社会学的创始人，是因为孔德除了明确了社会学专门的研究对象外，更重要的是他指出了研究社会的科学方法，即实证研究方法。经过一百多年的发展，社会学的研究对象已经具体化，社会学的研究方法已经科学化、系统化。社会学运用抽样调查方法和统计技术方法，分析社会现象之间的关系，从而对社会现象的研究更加科学。社会学注重把定性方法和定量方法相结合来研究社会现象，这是其科学性和科学态度的表现。

（二）综合性

社会学的综合性是指社会学研究的问题非常广泛，需要运用多学科知识。例如关于人的成长问题的研究，需要借助生物学、心理学的知识；研究社区的发展需要运用人口学、经济学和环境学方面的知识；研究社会分层和社会控制需要掌握政治学、法学、管理学方面的知识等。社会学要以社会学的知识为主，综合运用其他相关学科的知识和方法进行研究，这是由社会发展的复杂性决定的。

（三）整体性

社会学的整体性是指要把社会看作一个整体系统去进行研究。社会学的创始人把社会视为一个有机体，社会各部分之间存在着有机的联系。首先，社会学不是研究单个人的现象,而是研究一群人的社会现象;其次,社会学不是研究个别现象,而是对社会整体进行研究。例如社会学在研究家庭结构时,不是只研究家庭结构本身,而是把不同的家庭结构类型置于社会整体之中,研究各种家庭结构类型同社会整体的关系以及其在社会运行中的地位和作用。

(四)应用性

社会学的应用性是指用社会学的理论和方法解决社会问题。一方面,在社会学的研究过程中,首先要从具体的社会运行中发现各种社会问题,运用定性和定量的方法进行分析研究,找出解决各类社会问题的结论和方法,然后把结论和方法应用到社会管理实践中去解决社会问题。另一方面,社会学还直接以某些社会工作为自己研究工作的重要组成部分,例如社会福利、社会保障、社区管理、社区服务、人口问题、环境问题、劳工问题、贫困问题、教育问题、家庭问题、交通问题、生态问题、犯罪问题等。各国社会工作者也都广泛地参与这些社会工作。

五、社会学的功能

(一)描述性功能

描述性功能是指通过完整客观地收集、记录和整理事物发展的具体过程和现状资料,真实地再现生活途径的过程。其目的在于探索和详细描述社会事物与现象发生、发展、变化的具体情况。社会学工作者通过有计划的、系统的社会调查研究,收集、整理大量的现实和历史的各种社会问题,为认识人类社会关系及其变化发展规律提供准确、可靠的原始资料。描述性功能是社会学的最基本功能,因为如果没有对社会发生的各种问题所进行的详细描述,没有取得大量的与实际相符的感性材料,就无法解释事物的本质联系,更难以上升为理性认识。例如:对城镇登记失业率的调查分析,研究失业率、失业的原因、失业的分类、失业对家庭和社会的影响等。

(二)解释性功能

解释性功能是指掌握影响社会事实发生、发展、变化的主客观因素,从其因果联系上加以说明的过程。认识社会不能停留在"是什么"的经验层面上,而应该总结经验,深入到社会现象的内部,把握其实质。解释性功能是运用社会学的概念、范畴和理论,将描述性的感性认识进行理论抽象化处理,回答"为什么"。任何社会现象都是在特定条件下发生、发展和变化的,都会受到内部条件和外部条件的影响和制约。因此,必须深入到社会现象的内部,对其发生、发展、变化进行因果分析和解释,才能认识社会现象的本质,掌握其规律性。

(三)预测性功能

预测性功能是指能够预测将来的社会事件和状态是怎样发展变化的过程。预测性功能是与描述性、解释性功能相联系的高一层次的目标。预测包含预见与对社会未来测量双层含义。预测是社会学对社会关系及其表现的发展趋势、前景、可能性和现实性进行研究的主要形式之一。预测是在实证研究并详尽地获得大量历史和现实资料的基础上，按照正确的理论和研究程序，运用科学的方法，通过对社会关系外在的、表面的、多变的、丰富多彩的现象研究，从而发现社会关系内在的、深层的、稳定的、本质的联系，作出较为确切的说明和具体的数量分析。因此，预测性功能具有实证性、确切性、具体性、操作性等特征。例如对未来人口问题、未来家庭结构与功能的预测等。

（四）规范性功能

规范性功能是指根据假设、按事物内在联系运用逻辑推理得出结论的研究方法。社会研究除了用实证分析回答"是什么"的问题，还应回答"应该是什么"和"为什么"的问题，这是规范性研究的任务。社会学者的规范性研究是确定社会目标及为实现预定目标而采取的行动与措施，以及对社会目标、行动与手段的合理性和可行性评价的过程。我国社会学工作者在调查研究的基础上，不但对社会主义现代化进程中的一些重大问题，如现代企业制度、城镇化、信息化、区域合作、西部开发、农村现代化模式等提出了一些新的思路，而且在规划蓝图的设计上提出了许多建设性方案。

第二节　社　会　化

人和社会密不可分，个人要从出生时的"生物人"成长为"社会人"，要经历长期复杂的社会化过程。只有成为社会人才能适应社会环境，参与社会生活，担当社会责任，推动社会发展。

一、社会化的概念

社会化（socialization）是指个人在与社会长期互动的过程中，从生物人转变为社会人，并逐渐适应社会需要的过程。一个人从出生的生物人到参与社会生活的社会人，需要一个长期的生长过程，这个生长过程包括生理和心理两个基本过程。个人通过社会化从一个只有自然属性的生物人成长为兼具自然属性和社会属性的社会人。社会化是社会对个人的文化教化和个人对社会主动选择与能动调适的双向统一过程。

作为社会与个人互动的成果，个人社会化的过程是强制性与能动性的统一。强制性是指个人无先天行为模式，一般缺乏自觉性和主动性，不会自然而然地成为社会人，个人在社会化过程中，需要社会强制进行。强制性在未成年时期强度较大，随着个人进入成年时期，强制作用逐渐减弱。能动性是指个人在社会化过程中可以有较强的主动作为，这种能动性不仅表现在社会化过程中个人有一定的选择学习知识和技能的能力，而且表现在个人在社会实践中积极探索人生，创造新的文化的能力。社会化是贯穿个人终身的过程。

二、社会化的内容

人们生存、生活发展所需要的一切知识与技能和社会所处的历史时代的文化遗产都是社会化的内容。个体社会化的内容涵盖技能社会化、政治社会化、价值观社会化、行为社会化、角色社会化等方面。

（一）技能社会化

技能社会化是指个体学习和掌握生活技能和职业技能的过程。人出生后缺乏生活自理能力和自我管理能力，因此，个人社会化的首要内容是生活技能社会化，要学习和熟悉衣食住行的一些基本动作技巧，掌握生活技能，做到生活自理。其次是职业技能社会化，在科学技术日新月异的现代社会中，社会成员不仅要掌握一定的科学文化知识，而且要具备专业知识和技能。随着现代科学技术的进步，社会分工越来越细，行业和职业不断增多，社会对个体劳动技能的要求越来越高。个体职业技能的掌握不可能通过学校的教育一次性完成，离开学校后必须不断补充新的知识，掌握新的技能，与时俱进，才能适应社会发展的需要。为此，联合国教科文组织在 20 世纪 60 年代提出终身教育的观念，倡导终身学习，这是现代社会对人的社会化的更高要求。

（二）政治社会化

政治社会化是指个体学习和接受现有的社会政治制度，形成特定社会所要求的政治信念、思想体系和政治态度的过程。其目的是将个体培养和训练成为有政治意识和为特定社会发展发挥作用的社会成员。政治社会化具有相当重要的功能。从社会的角度看，政治社会化培养个体对社会实行的政治制度和社会价值的认同、忠诚和责任感；从个体的角度看，政治社会化培养个体关心政治的热情和参与政治的能力。

（三）价值观社会化

价值观社会化是指人们认知与认同社会主流价值观的过程。价值观作为一种社会意识，集中反映一定社会时期的经济、政治、文化，代表了人们对生活现实的总体认识、基本理念和理想追求。在经济社会深刻变革、思想观念深刻变化的条件下，个体价值观通常会呈现多元化、多样性、多层次的格局。多数社会都非常注重对其成员进行主流价值观的社会化，包括思想体系、社会制度、人生观等方面的教化，使社会成员自觉接受社会的主流价值标准，成为有社会责任心和义务感的社会成员。

（四）行为社会化

行为社会化是指人们把社会规范内化为个人的信念、习惯、态度，并按照社会行为规范约束自身行为的过程。任何社会都有一整套必要的社会行为规范以维持社会秩序。按规范内容，社会规范可分为法律、政治、道德、风俗、思想、宗教、生活、工作和学习等规范。社会规范是人们在社会生活的长期实践中累积形成的，用以调节其成员与成员、成员与社会的行为标准、准则或规则。个体在成长过程中，会不断接受来自各方面的规范的影响和训练,形成一系列习惯、方法、观念和手段,掌握各种不同的行为规范,把个体融入社会之中。

(五)角色社会化

角色社会化是指按照社会规定的角色要求来塑造自己的素质和行为,使个人行为符合社会对某种角色期望的品质特征。每个人在社会中的角色是多种多样的,在不同的社会关系中角色是不同的。人的社会地位是通过角色表现的,角色实质是一个社会期待。在社会化的过程中,个体随着年龄的增长、知识的积累、生活阅历的丰富、接触社会的范围日益扩大,要逐步明确自己在不同社会关系中所处的地位,摆正位置,找准角色,学习各种角色规范,充当和扮演好各种不同的角色,履行相应的义务和责任。角色社会化是个体社会化的最高要求。

三、社会化的意义

个体的社会化是由个体与社会相互联系和相互制约的关系决定的。个体在被社会化的同时又在参与和改造社会,这是双向的适应改造过程,是人与社会发展的双重需要。

(一)社会化是个体在社会中独立生存的必要前提

社会化是把生物人塑造成社会人的过程。所有的社会个体都必须通过社会化的途径学习社会文化,接受社会技能培训,掌握社会生活方式,才能适应社会,在特定的社会环境中生存。与自然环境不同,社会环境是人类物质文明和精神文明的结晶,是人类灿烂文化的具体表现形式,既包括人类创造的物质财富和精神财富,也包括人们在社会环境中形成的社会制度、生产方式和生活方式。人类社会是一个不断发展变化的系统,个体必须有意识地进行继续社会化,更新观念、提高认识,不断学习新知识、新技术,接受新事物,吐故纳新,以便适应变化和发展了的社会,跟上时代发展的步伐。

(二)社会化是人类文明传递和发展的前提条件

社会的延续和发展,就是人类代代相传的过程。人类的世代更替与动物的繁衍是根本不同的,是一个继承和发展社会文化的过程。没有社会化,社会文化就不能世代继承和发展,新一代人如果不能通过社会化实现文化的传递,社会发展将会因后继无人而中断。继承传统文化的新一代,在前人的基础上创造新的物质文化和精神文化,不断推动人类社会发展。

四、社会化的方法

个人的社会化主要通过社会教化和个体内化来实现。

(一)社会教化

社会教化是指社会通过多种形式和途径对个人进行社会化,使之具有与社会主流文化相一致的文化素质、价值观念和生活模式的过程。社会教化分为三个层面：

1. 传承社会文化　一个种族、一个民族维系其生存与发展的动力是其肩负的责任和使命。家庭教育是启蒙教育，父母精心教养子女，传授生活劳动的技能、待人处世的技巧和思维方式，同时还传授世界观、人生观和价值观，以完成世代交替。

学校教育是个人一生中所受教育最重要的组成部分，个人在学校里接受计划性的指导，系统地学习文化知识、社会规范、道德准则和价值观念。学校教育从某种意义上讲，决定着个人社会化的水平和性质，是个体社会化的重要基地。知识经济时代要求社会尊师重教，学校教育越来越受到重视，在社会中起到举足轻重的作用。

2. 调整个人行为　从生物人到社会人的过程是一个漫长的发展过程。在这个过程中，个体要不断接受社会教化，学习各种社会规范，不断调整个人行为，成为符合社会规范要求、被社会所接纳的人。

3. 延续社会文明　通过社会教化，使个体接受人类世世代代创造的文明成果，随着时代的更新和发展，不断地选择、取舍、改造、融合，做到古为今用、洋为中用、百花齐放、推陈出新，在总结、继承既有文化成果的同时实现人类文明的不断创新。

（二）个体内化

个体内化是指社会化的主体经过一定方式的社会学习，接受社会教化，将社会目标、价值观念、道德规范和行为方式等，转化为自身稳定的人格特质和行为方式的过程。个体内化包括观察学习、角色扮演和知识积累的社会实践过程。

1. 观察学习　观察学习又称模仿学习，是个人社会化的必经之路。模仿需要榜样，榜样对个体的作用表现为直接模仿与反模仿。直接模仿是个体及时地或者在特定环境下对榜样的复制行为；反模仿是把榜样的行为当作教训。模仿的榜样是在实践中产生的，模仿的过程也只有在实践中才能展开。

2. 角色扮演　角色扮演是在实践中扮演真实角色、假想角色，暂时充当某一角色。角色扮演既能检验所学知识的真实性，又能通过亲自实践深刻理解知识、体验知识、发展知识，积累经验。

3. 知识积累　知识积累是知识内化的过程，是把人类创造的知识转化成自己的知识，把感性的知识加工上升为理性知识的过程。知识积累既是生活实践的动力，又是生活实践的成果。

五、社会化的途径

（一）家庭

家庭教育和家庭环境影响是个人社会化的启蒙，为其一生社会化奠定基础。家庭社会化的结果将对人的一生产生重大影响。通过家庭的教化，儿童学会了语言和基本生活技能，开始了解行为规范、价值观念。对于个体的初期社会化，家庭环境对个人观念、心理和行为习惯会发生直接或潜移默化的影响。父母是子女的第一任老师,家庭是人生的第一所学校。

(二)学校

学校是人类社会化的专门学习机构,在特定的学习环境中,学校为学生提供了有组织、有目的、系统化接受教育的各种条件。学校社会化的系统性、规律性和科学性很强,按照特定的程序和教育规律传授各种科学知识和技能,努力培养和树立学生的价值观念,使学生在德、智、体、美、劳等方面全面发展。

接受一定年限的学校教育,是个人和家庭的基本义务;为社会成员提供良好的教育条件,是社会和政府应尽的义务。学校是个人走向社会的专门化的学习和训练场所,是传播文化的专门机构,是强有力系统的社会化途径。学校以独特的方式帮助个人为进入成人社会做好准备,提供接触家庭以外的文化、角色、价值标准等的环境。

(三)同龄群体

同龄群体是指在年龄、兴趣爱好、家庭背景等方面比较接近的人们自发组成的非正式群体。同龄群体亦称同辈群体。个人随着年龄的增长,和同龄人在一起交流和学习的时间越来越多,同龄群体对其社会化的影响越来越显著。在家庭背景、思想观念和兴趣爱好等方面具有较大相似性的同龄人之间的人际互动频繁,有较强的吸引力和影响力,其群体规范和价值观念往往被个人作为社会化过程中的重要参照系。同龄群体中的个体可以自由地参加自己喜爱的活动,讨论大家共同感兴趣的话题,对某些问题的认识达成共识,从而形成独特的群体文化。

(四)工作单位

当一个人完成学校生活后就要进入社会,在工作单位开始自己的职业生涯。工作单位是个人进行职业社会化、实现人生价值和社会价值的主要场所。人们会在工作实践中发现许多书本上没有的知识,必然促使个人再次学习,开始一轮新的社会化活动,调整和改进自己的价值标准和行为方式,遵守职业行为规范,学习新的职业技能和生活技能,达到真正适应社会生活的目的。

(五)大众传播媒介

大众传播媒介是指社会组织在广大社会成员之间传递信息、互通信息所采用的各种通信手段。大众传播媒介具有形式上的多样性、内容上的丰富性和受众的广泛性等特点,对人们的价值观念具有导向作用,对人们的行为具有暗示作用。信息时代,网络的迅猛发展以快速扩张的趋势影响着人们的社会生活。网络在人的社会化过程中既有相当大的正面作用,也有一定的负面作用,特别是对儿童和青少年的影响更甚。因此,网络对儿童和青少年的影响应当引起家长、学校和社会各界的高度重视,努力做到兴利除弊。

第三节　护理社会学

护理社会学是在护理学发展以及与医学社会学相结合的过程中逐步形成的。

一、护理社会学的形成

（一）护理领域的社会学问题

护理学的创始人南丁格尔,早在克里米亚战争时期的战地服务中,就意识到护理的社会性,注重改善病人的护理环境,了解并满足伤病员的各种社会心理需求,使病人得到了较好的护理,极大地降低了死亡率,保持了军队的战斗力。20世纪50年代以后,随着护理学研究的迅速发展,护理社会学的研究逐步深入,探讨了护士的职业素质、职业特点等问题,进一步揭示了护理的社会性,使社会学问题在护理研究中的地位日显突出。

（二）护理新理念和护理社会化

随着现代医学和护理学的发展,护理理念不断更新,生物－心理－社会医学模式和整体护理在临床实践中贯彻实施。整体护理理念在护理实践深入开展的过程中,引申出多元文化护理、人性化护理、文化安全护理等众多护理理念。整体护理及其引申的护理新理念,要求重视患者的社会性,关注社会文化因素产生的致病与治病作用。在护理学的研究和发展中,护理工作者逐步走出医院、进入社区,建立社区卫生服务保障体系,开展卫生保健和社区家庭护理工作,进行疾病预防、卫生保健、优生优育等的宣传教育,护理的范围和内容不断扩展,护理工作社会化的趋势增强。

（三）健康需求扩展和社会护理作用强化

随着经济社会的发展,人们对健康的需求在不断扩展和增强。在追求生命延续的同时,更追求其质量。人们在健康时希望获得卫生、保健等方面的指导,以满足心理、生理、社会等各方面需要。人们在患病时盼望得到及时且高质量的治疗和护理。人们在临终期更需要生活上的照顾和心理上的安慰,希望安详、平静、有尊严地走完生命的最后旅程。人口老龄化趋势的加快,老年病的防治和对老年人的生活护理已成为日趋紧迫的社会问题。

二、护理社会学的研究内容

（一）护理社会学的概念

护理社会学是运用社会学原理研究和探讨护理领域中的社会现象和社会问题的一门科学。护理社会学以社会学的基本原理为理论基础,以文献调查、社会调查、实验法等作为研究方法,以护理学科和护理工作中的社会现象、社会问题为研究对象。

（二）护理社会学的研究内容

1. 护理学与社会发展的互动关系　护理学与社会发展的互动关系是护理社会学的宏观研究内容。护理学的发展受到社会发展各种因素的影响和制约，同时又对社会发展产生一定影响。研究护理学发展与社会整个大系统及其他子系统间的互动关系，阐述社会的政治、经济、教育、科技、文化等要素对护理学发展的作用和影响，揭示护理学发展的社会动因和社会学规律，使护理学与社会发展的步伐协调一致，更好地适应社会发展的需要。

2. 护理工作领域的社会学问题　其内容包括护士角色、患者角色的概念和特征，护士、患者的权利与义务及其社会行为，护理文化的内涵与建设，护理人际关系及沟通策略，护理组织结构与管理制度的建立与改革，护士的职业流动，预防保健的社会性与社会学等内容，以改善和优化护理工作的社会环境。

3. 护理学科与特殊人群护理中的社会学问题　运用社会学理论与方法对护理学和特殊人群护理中产生的社会学问题进行分析研究。例如对健康、疾病内涵的界定；对预防保健、自我护理、家庭与社区护理、青少年保健、妇幼保健、老年保健、精神卫生保健、残疾人康复等护理学科的社会性及社会护理的研究，以适应人类社会疾病谱的变化，增强和提高护理工作质量，拓展护理手段，尽可能地维护与促进人类健康。

 知识链接

应对灾害的护理工作者

护理工作者在灾后赶赴灾区参加救援工作，参与灾民心理恢复、康复训练等工作。在灾害救援中，护士表现出多角色的灵活应对。许多护理工作者深入社区、学校组织或参与开展火灾、地震等灾害逃生演练及急救技能培训，为保障居民生命财产安全贡献一份力量。这些都体现了护理工作与社会工作的相互渗透和有机结合。

三、学习护理社会学的意义

（一）顺应医学模式转变的需要

生物 – 心理 – 社会医学模式与整体护理模式，揭示了护理对象的身心整体性、统一性和社会性。护士除了应加强对患者自身的关注外，还需要把注意力放到患者所处的社会环境、心理状态、物理因素等对疾病康复的影响因素上。社会环境与人的健康、疾病关系密切，对患者的各种临床服务内容都会涉及法律和伦理等社会因素。现代临床护理工作不仅仅是技术性操作，还包括许多心理护理和社会支援。例如通过健康教育和健康促进，改变社会人群和个体不良的生活行为和方式；协调社会有关部门和家庭向护理对象提供多方面、多领域的社会支持；通过各种宣传教育消除社会偏见，创造关心精神病患者和残疾人等弱势群体身心健康的社会环境;尊重、保护护理对象享有的合法权益;向老年人群和其他特殊人群提供身心多方面的生活照护等。

（二）适应现代护理工作对护士素质提升的需要

现代护理观认为护理以人的健康为中心,护理对象不仅是患者,而且也包括健康人;护理服务范畴不仅在医院,而且还包括家庭和社区。现代护理服务对象所涉及的人群包括普通患者和临终患者;涉及青少年群体、妇幼群体、老年群体、精神障碍群体、残疾人群、慢性病群体、生产劳动群体等。不同的护理服务对象具有不同的疾病特征和健康问题,具有不同的社会学特征和心理行为特征,由此决定了现代护理工作所涉及专业的广泛性与多学科性。学习和研究社会学的相关理论和实践技术,将社会学的理论和方法纳入护理教育体系中,是全面提升护士综合素质的重要手段。

（三）拓展疾病防治手段和完善护理社会功能的需要

个体患有疾病后,除了生理、生化指标不正常外,还可能会出现心理障碍和社会适应问题。护理社会学理论揭示了患者、疾病和疾病防治的社会属性,阐明了疾病及其防治与社会经济、政治、文化的关系,扩展了疾病防治的领域和手段。护理社会学要求护士在收集、整理患者资料时,要详细了解患者的年龄、性格、职业、家庭、信仰、受教育程度、经济状况、社会背景、社会事件等,根据患者的病情和社会因素的相互关系,制订相应的整体护理计划。在护理工作中,护士千万不能孤立地从生物学的角度对待患者,要学会用联系的观点看问题,关注社会心理因素对健康和疾病产生的影响,向患者及其家属提供社会支援,充分发挥社会学理论和方法在临床护理工作中的重要作用。

（四）提高临床护理质量和护理管理水平的需要

护理社会学深刻揭示了护理学的社会目标,阐明了护患双方各自享有的权利和承担的义务,提出了处理护患、医护、护际等人际关系的准则和沟通策略,有助于护士自觉地履行义务和维护权利。护理社会学通过对护理学发展的社会学规律、社会动因、护理管理制度等方面的研究,为护理管理决策机构提供护理管理改革的理论依据和实践方法,提高护理管理决策的科学性、客观性、目的性,避免主观性和盲目性,促进护理质量管理和安全管理的不断提高。随着护理学的不断发展,社会学在护理管理实践中的作用越来越重要。

第四节　护士与社会工作

社会工作是一种助人活动,用以协助个人、群体、社区强化或恢复能力,发挥社会功能,创造有助于达成其目标的社会条件。社会工作是社会建设的重要组成部分,体现社会的核心价值理念,遵循专业的伦理规范,坚持助人和自助宗旨。在社会服务、社会管理领域,综合运用专业知识、技能和方法,帮助有需要的个人、家庭、群体、组织和社区,整合社会资源,协调社会关系,预防和解决社会问题,恢复和发展社会功能,促进社会和谐。

一、护士与社会工作的关系

改革开放以来，随着我国经济社会的快速发展，新的社会问题促使大家认识到开展社会工作理论研究与实践的重要性。为此，教育部在一些大学开设了社会工作专业及相关课程，民政部门对在职民政工作人员的教育和培训中开始系统地讲授社会工作的相关内容，由此形成了行政性社会工作与专业性社会工作相结合的发展格局。

医学模式的转变带动了护理模式的转变，要求护士在为个体提供护理时应把服务对象作为一个具有生理及社会心理需求的整体来对待。护理服务的对象包括所有年龄段的健康人及患者，服务场所也从医院临床护理扩展到了社会中的社区、各种机构及家庭，为有关健康方面需要帮助的群体和个体提供健康服务，护士的社会工作从此开展起来。

二、护理社会工作的对象

社会工作对象是指直接接受社会工作服务和帮助的群体或个体。社会工作的对象分为基本对象和扩大对象。社会工作的基本对象是救助和帮助物质生活最困难的群体或个体。在各国和地区社会工作开展的初期，社会工作最初帮助的都是社会上最困难、最需要帮助的人。随着社会问题的日趋复杂化以及社会进步和社会福利制度的扩大，社会工作的对象也在不断扩大，主要表现为从帮助物质生活上最困难的人逐步扩展到所有基本生活遇到困难、难以自救而需要帮助的人，从贫困的个体和家庭到有问题及欠发达地区的社区，从困难群众到一般公众。

护理社会工作的对象主要包括有精神心理障碍、生理残疾、社会适应不良的群体和个体，护理社会工作将其作为服务对象并为其提供有关健康方面的服务。

三、护理社会工作的内容

护理社会工作是社会工作的重要组成部分，其工作内容主要为那些不能维持正常社会生活而又需要他人帮助的个人和群体提供服务。护理社会工作者作为新的社会角色，其角色定位和功能目前还未作出明确界定及规范。护士开展的社会工作应以社会工作的基本内容为基础，以维护服务对象的健康、预防服务对象的疾病、促进服务对象的健康、减轻服务对象的病痛为目标，科学有序地开展护理社会工作。

（一）护士在医院内的社会工作

1. 调节患者心理，配合医生治疗　医生在医院内主要承担疾病治疗的工作，较难全面顾及患者心理上的问题，需要其他医务工作者协助解决。护士可以运用护理专业知识疏导患者的各种负面情绪,调整和改善患者的不良心理状态和行为,给患者提供心理支持。

2. 提供患者信息,协助医生诊治　在患者入院后,护士了解和评估患者各方面的信息,为医生提供有关患者的家庭、心理、经济、社会等方面的资料,协助医生更全面地确定诊断和治疗计划。

3. 改善护患关系,减少医疗纠纷　护士开展社会工作可在护患关系沟通中发挥重要作用,促进患者及其家属与医疗护理团队之间的合作,帮助患者更好地接受各种医疗和护理服务。护士要倾听患者对医院工作的意见,将患者的意见、建议反馈给医院有关部门,参与医院护理管理工作,提高医护质量,减少医疗纠纷。

4. 提升医院形象,协调公共关系　医院开展社会工作可帮助医院完善各种服务,协调各种公共关系以赢得社会的肯定;护士要关注医院的运行机制和制度环境,为改进医院管理制度提出建议,了解患者的需要,为患者提供更好的服务;配合医疗需要,统理护理服务,做好各种护理咨询;与关心慈善事业的人士以及社区联系,负责安排社会服务志愿者的工作,并给予必要的指导等。社会工作可以为医院整体形象的改善作出贡献。

（二）患者家庭的社会工作

1. 帮助患者申请公共援助　通过医疗保险、社会捐助、医疗赔偿等途径为患者提供各种经济支持。寻求各种资源以帮助患者解除经济压力,使其安心治疗和康复。

2. 为重病患者提供临终关怀　对濒临死亡的患者给予亲切的抚慰、良好的照顾和尽可能的帮助,使其安然故去。提供居家和住院等临终关怀服务,尽可能减轻患者的痛苦,协助患者及其家属面对并接纳死亡。

（三）公共卫生社会工作

1. 卫生保健宣传　对公众开展卫生保健宣传是公共卫生社会工作的重要内容。要以防病为重点目标,提高公共卫生的整体水平。医务社会工作者可利用网络、报纸、电视、广播、手机短信、宣传折页、张贴画等方式,加强对疾病防控知识及防控措施的宣传,提高公众的防治意识。

2. 公共卫生教育训练计划的制订与实施　社会工作者在帮助制订公众的教育训练计划方面,主要任务是不同层面公众群体的选择、特定群体公共卫生教育内容的拟订、教育训练计划的实施以及教育训练结果的评估等。

3. 社区卫生服务的开展　医务社会工作者在社区卫生服务中可以发挥重要的作用。通过调查、研究和评估社区居民的需要以及社区卫生服务的实际效果,在充分了解社区居民主要健康问题的基础上,提供基本的医疗、预防、保健、康复等综合服务,使社区居民人人享有卫生保健。

4. 个人与家庭问题的咨询帮助　公共卫生领域的社会工作者,在日常工作中为个人或者家庭提供必要的公共卫生方面的服务。对那些突发性公共卫生事件涉及的个人或者家庭,需要给予特别的关注。

四、护理社会工作的方法

社会工作方法是指在社会工作中实施各种服务的方式、程序与步骤。直接服务方法是给受助者直接提供社会服务,通常包括社会个案工作、社会团体工作和社区社会工作。

 知识链接

社会工作价值理念和社会工作服务方法

社会工作价值理念主要有两个方面:一是社会使命,强调扶弱、济贫,以解决社会问题、维护社会稳定作为工作目标。二是专业使命,强调助人和自助。助人是指在个人、家庭、群体、社区发生困难时,社会工作者向其提供专业的服务和支援;自助是指通过社会工作的专业服务,来整合其社会资源,挖掘潜能,推动困难者做到自救、自立、自助和自强。

社会工作服务方法按照社会工作者与服务对象的接触程度,分为直接服务方法和间接服务方法。直接服务方法就是社会工作者直接面对服务对象开展服务,包括社会个案工作、社会团体工作和社区社会工作。社会工作者在服务过程中,需要在与服务对象面对面的互动中运用专业技术。间接服务方法包括社会工作行政、社会工作督导、社会工作咨询和社会工作研究等,社会工作者并不直接面对服务对象开展服务。

(一)社会个案工作

社会个案工作是指社会工作者以个人或家庭为工作对象,调适个人与他人、个人与环境的关系,增强个人适应社会生活能力的方法。社会个案工作是社会工作最基本的方法。社会个案工作强调环境改善与心理治疗并重。个人问题的产生受社会环境和个人心理因素的影响,在调查、分析和解决问题的过程中,应同时从这两种因素着手。社会个案工作的方法强调与案主的直接接触,通过观察、访问,掌握第一手材料。个案工作方法偏重定性分析,要求深入细致地调查、了解案主的身份、家庭史、社会背景与环境、心理状态、性格、能力、爱好等,以及案主面临问题的前因后果、案主对解决问题的需要与要求,据此制订治疗计划、处理方案。

(二)社会团体工作

社会团体工作是指以团体或组织为对象,并通过团体或组织的活动为其成员提供社会服务的方法。其目的是促进团体及其成员的发展,使个人能借助集体生活加快个体的社会化;协调和发展个体与个体、个体与团体、团体与团体之间的社会关系;发挥组织或团体的社会功能,促进社会的进步与健康发展。人们可以根据自愿的原则参加一定的组织或团体活动,利用组织或团体成员间的相互影响、相互帮助、相互促进,使个人社会化。

社会团体工作通过帮助团体成员参与团体活动,适应集体生活,参与制订活动计划等,实现团体的共同理想和提高个人活动的能力。

(三)社区社会工作

社区社会工作是指以社区组织、社区发展、社区服务为内容的社会工作基本方法。社区社会工作者以社区为工作对象,建立社区协调服务机构,调查研究社区中存在的各种问题,发动和组织社区成员参与社区建设,培育社区成员对本社区的归属感,改善社区成员的生活质量。社区工作者要具备良好的沟通能力,不仅要与社区内外的组织机构打交道,还要与社区成员共同学习、讨论和工作。社区工作需要社区工作者与社区成员维持和发展友好合作、群策群力,处理好各方面的关系。

（丁宏伟）

本章小结

本章概述了护士社会学修养的基础知识:社会和社会学的概念,社会和社会学的功能,社会学的学科特点;社会化的概念、内容、意义、方法、途径;护理社会学的形成,护理社会学的研究内容,学习护理社会学的意义;护士与社会工作的关系,护理社会工作的对象、内容、方法。

本章的重点是护理社会工作的内容和方法。

本章的难点是社会的功能和社会学的功能。

思考与练习

1. 简述社会、社会学、社会化的概念。
2. 社会和社会学的功能分别有哪些方面?
3. 社会学的学科特点有哪些?
4. 阐述社会化的内容、意义、方法、途径。
5. 护理社会工作的内容和方法是什么?

第三章 | 护士审美修养

03章

03章 数字内容

　　修养指人的修为和涵养,与人的性格、心理、道德、文化等有着紧密的联系,是个人综合素质的表现。护理学是科学、艺术与情感的结合,包含尊重、关怀、热爱生命的审美情怀,蕴含表现、创造、欣赏美的审美实践。护理美学有着独特的学科性质和发展规律,护士要从美学角度把握人性,提升审美修养,塑造并展示职业形象美,不断提升护理工作水平。

第一节　美的基本形态

　　客观世界的丰富多彩,决定了美的多样性。按照美在不同存在领域性质的差异,美的存在形态分为自然美、社会美和艺术美。它们特征各异、成因不同、作用不同,共同组成美好世界。

一、自　然　美

　　自然美指客观世界中自然景物的美。自然美是现实美的基本构成成分,具有丰富性和生动性。自然美分为两大类别:一类是未经人类加工改造的自然之美,称自然景观,例如辽阔的大海、浩瀚的星空、茂盛的原始森林等。这部分自然景物虽未经过人的直接实践作用，但与人类社会却发生着密切的联系，给人以美的享受和愉悦；另一类是经过人类加工改造的自然之美，称人文景观，例如美丽的田野、典雅的园林等。它是人类对大自然的一种能动的改造，使之更符合人们的审美理想和审美要求，给自然界打上了属于人类主观的烙印，让人们在观赏自然时，感受到自身的智慧和力量，从而获得审美愉悦。

自然美具有以下四个方面的特征：

1. 形式性与主观性　美的事物是美的内容与美的形式的统一，但自然美具有形式胜于内容的特点，这在人们的审美活动中表现得十分显著。人们在欣赏美的时候，多带有主观意识去审美，每个人的审美观是不同的，是有差别的。

2. 丰富性与天然性　自然美是现实美当中数量最多、分布最广、品种最繁的一种美。在人类的生活领域，从天上到地下，从无生命的矿物到有生命的生物，从宏观世界到微观世界，都各有其形态美、色彩美。它们丰富多彩、生动活泼，是其他一切美无法比拟的。自然美出自自然造化之工，保持着淳朴、纯真的天然本色美，所谓"清水出芙蓉，天然去雕饰"。它是任何人为的艺术所无法代替的。

3. 变异性与多面性　同社会美和艺术美相比，自然美从总体看有其相对的稳定性和持久性。因为大自然的生命力极其顽强，日月、山水等往往千万年而不显其变，有生命的动植物代代相传，也有相当的遗传稳定性。然而，从特定的时空看，自然美又时时处处在发生着或强或弱、时隐时现的变化。同一自然景物在不同的时间、不同的条件下，会呈现出不同的风貌。春花秋叶，晨曦夕照，感觉迥异；烟花飞雪，月夜花朝，情韵有别。大自然的多面性拓宽了自然美的呈现形式，增添了自然美的无穷魅力。

4. 寓意性与象征性　在人与自然的相互作用中，人们发现自然界美的事物的某种自然属性与人类社会生活的某种属性相类似。因此，在生活中人们常常借助自然物的某种属性象征性地表达人类的某种思想感情。例如中国古代文人喜爱梅花、兰花、竹子、菊花，并把它们誉为花中"四君子"。梅花的冰肌玉骨、兰花的秀质清芬、竹子的虚心有节、菊花的坚贞不屈，实际是象征人的品格之美。它们凌霜傲雪、清幽淡雅的特征，同人们所欣赏的高风亮节的人格精神是一致的。

二、社　会　美

社会美是社会实践产物最直接的美的存在形式，是美的本质最直接的展现。因此，社会美是人类创造的一定历史时期社会事物的美。社会美包括生活美、生产劳动美和人的美等，其中人的美是社会美的核心。

社会美具有以下四个方面的特征：

1. 内在性　与自然美相比，社会美在内容和形式的关系上更偏重于内容。这是因为社会美在肯定人的本质力量方面是具体而鲜明的，是与高尚的道德观联结在一起的。由此可见，对社会美起决定作用的不是形式而是本质内容。例如在护理美中，外在美固然重要，但关键起决定作用的还是心灵美和内在美。

2. 伦理性　社会美与伦理道德密切联系是其又一特征，它是以"美"而显现出来的。社会美以"善"为体现，以"善"为前提，与社会的功利、伦理道德紧密相连。社会美的核心是人的美，包括人群（人际）美和家庭美，都必须以伦理为基础，这就是社会美的伦理性特征。例如社会提出的某种高尚的道德原则，成为个人一种高度自觉、自由的行动，需要不惜以牺牲个人利益为代价去求其实现，并具体地表现在个人的全部生活过程中，表现在个人最细微的思想、情感和行为中，这样道德上的善就成了心灵上的美。

3. 稳定性　社会美具有明确性和稳定性。人们歌颂英雄人物的美，是因为他们的意志和行为是为了大多数人民的利益，为了人类的进步与发展，不惜牺牲个人的利益甚至生命。这种美永远铭记在人民的心里，不会因为时间的推移而淡漠、模糊，这就是社会美的稳定性特征。

4. 时代性　社会美不是孤立、一成不变的东西，总是历史地、具体地在一定的社会生活中存在着、发展着。社会美无论是形式还是内容，都是随着人类社会的实践活动而发展，并且不断丰富扩大，有明确的时代性。美是随着社会的发展而发展的，在人类改造客观世界的过程中，人的生活领域也在不断扩大，精神面貌逐渐充实，思想境界日益提升，社会美也就越来越丰富，这就显示出社会美的时代特征。

三、艺　术　美

艺术美是指艺术作品的美。艺术美是自然美和生活美在观念形态上的反映，是艺术家通过艺术手段，依据一定的美学观点和美学情趣，遵循美的规律所创造出来的一种综合美。因此，凡是具有审美属性的艺术，都称之为艺术美。焕发着艺术美光辉的艺术作品，会激动人心，令人如痴如醉，显示出极大的诱人魅力。艺术美既依赖于现实美，又高于现实美。没有现实美作为基础和源泉，艺术家是创造不出艺术美来的；没有艺术家凭着进步的审美理想，对现实美进行加工、改造和完善，艺术美也就不可能诞生。因此，可以说，艺术美实质上是物态化了的人类审美意识的积极成果。

艺术美具有以下五个方面的特征：

1. 典型性　艺术是对生活形象的捕捉、再现与创造，通过把富有典型意义的个别事物加工成丰富多彩、个性鲜明、具体可感的形象来反映现实生活，这种形象所显示的生活内容具有深刻的社会意义。例如苏联著名作家尼·奥斯特洛夫斯基在《钢铁是怎样炼成的》一书中塑造的保尔·柯察金的人物形象，对青年的成长有着深远的影响。这本书的社会意义在于如何培养和成就一个意志坚强、保家卫国的"钢铁战士"。艺术的典型性说明艺术中的美要比生活原型更美，更富有理想性，更有审美价值。

2. 感染性　艺术美之所以具有感染力，是因为艺术美往往具有更美的感性形式，蕴涵着艺术家的强烈情感。艺术首先应在情感上打动人，然后才能引起人们的理性思考。艺术作品想使欣赏者受到思想教育，必须引起欣赏者在情感上产生共鸣。不能引起欣赏者共鸣的作品，便无从发挥艺术的审美教育作用。所以，科学是以理服人，艺术则是以情动人。在现代护理操作中，护士把救死扶伤、全心全意为患者服务的思想理念注入工作中，就能提升护理艺术的技巧与感染力，用真挚而深沉的情感去感染患者，使患者既能获得护理上的美感，又能得到精神上的安慰和心理上的满足。

3. 形象性　艺术美是用具体可感的形象来反映生活、传达情感的，而艺术形象则是艺术家根据现实生活创造出来的，是具有一定内容和审美意义的生活图景。艺术形象一般是人物和人物生活的环境，同时也包括与人的生活有密切关系的许多自然物。它们或是以色彩、线条、声音组成形象，或是借助于文学在人们头脑中勾画出事物的形象。高尔基说："艺术作品不是叙述，而是用形象、图画来描写现实。"例如音乐运用旋律、节奏等手段作用于人的听觉，从而在人们的脑中形成形象。二胡独奏曲《二泉映月》，那如泣如诉的曲调，舒缓而刚直，纯朴而执着，缠绵而坚韧，使听众身临其境、感同身受。

4. 理想性　美具有一种诉诸理想的性质，人们对美的追求有明显的理想化倾向。艺术美区别于现实美的重要原因之一是理想性，是对现实的超越，具有引导人上升的作用。艺术美可以满足人们对完美的追求。现实美是有缺陷的，艺术美则能弥补其缺陷，成为一种理想的美。例如梁山伯与祝英台"化蝶"的爱情绝唱，是人们对忠贞爱情的审美理想。当然，艺术美这种理想性的特征，不仅常见于对美好事物的呼唤和讴歌，而且也常见于对丑恶事物的讥讽和鞭挞，这些都倾注了艺术家的审美理想，使美进一步得到了正面的肯定。

5. 统一性　艺术美强调突出形式和内容的和谐与统一。完美的艺术形式不仅直接反映作品的内容，而且还是作品内容与欣赏者之间的桥梁，可以吸引人们深入感受作品的内容，欣赏作品的形式美和内容美。

第二节　护理美学概述

南丁格尔是第一个把护理学与美学联系起来的人，是护理美学的奠基人。从 20 世纪 80 年代中期起，伴随着医学美学学科的兴起，护理美学越来越为人们所重视。护理学与美学的相互结合，已经成为当代护理学科不断发展的标志之一。

一、护理美学的学科性质

随着现代护理转向以患者为中心的整体护理模式，护理美学已成为运用美学的基本原理、原则和观点，借鉴人文、社会科学等诸多学科的理论、方法和研究成果，从人、环境、健康、护理的角度出发，研究人们在维护和提升人类身心健康的活动中所体现出的护理美的现象及审美规律的一门新兴的、交叉性的应用学科。护理美学是现代护理学和现代美学相互作用、相互交叉、相互渗透、相互影响的产物,属于职业美学的范畴。护理美学是介于护理自然科学和护理社会科学之间的具有护理哲学性质的护理人文学科,是一门在护理专业中不可缺少的独立学科。

护理美学以维护人的整体健康为美,以实施有效的整体护理为美,以尊重患者的权利为美,以强调护士的自主性为美,以良好的职业道德和护理技艺为美。

二、护理美学的范围

护理美学具有广义和狭义两方面的概念。广义的护理美学,泛指护理领域中一切理性和感性美的总和。狭义的护理美学,是指护理理论体系中所表现出来的系统化、规范化、层次化等理性美,以及护士在创造性护理实践过程中所体现出来的护理手段(精细操作)和护理人员形象的感性美。

三、护理美学的呈现形式

整体护理的开展,充分显现了护理美学的作用:强调认识统一的整体——整体美;强调机体与环境的统一——协调美;强调对患者实施整体护理——辩证美。

护理美学有以下多种呈现形式:

(一)护理理念蕴含美

从美学角度看,护理学本身蕴含着美的规律、美的理念,是科学与艺术的高度结合,具有美的价值。现代护理中强调人文护理精神,即要求在护理过程中,不仅要关心整体的人的健康,还要注意人赖以生活的自然环境和社会环境,帮助人们能安全、健康地生存于环境之中,从而获得完整意义上的健康美。同时,护理理论的发展、整体护理模式的确立等,均从护理理论和实践方面体现出美的本质、美的形态、美的感受和美的创造。

(二)护理实践体现美

美是渗透在护理实践的每一个环节的。护士要借助美学的相关理论,把审美因素作为护理理论与实践不可缺少的内容,把护理职业特有的美带给患者,使患者在接受护理服务时始终感受着、欣赏着、享受着美。例如基础护理中的整洁与舒适、护理观察中的敏锐与细致、护理技术中的娴熟与精湛、危重救护中的快捷与沉着、手术配合中的敏捷与干练、医院环境体现的人文关怀等。

(三)护理过程传播美

护理工作的特征决定了护士工作具有连续性、整体性的特点,例如工作时间、护理内容、护理措施的连续性,患者的整体护理、病房物品整齐划一、病区环境和谐温馨、护士统一着装等,都充分体现了整体化、规范化、程序化和多样化的美学原则。在护理过程中,护士可通过科学的护理程序,实施有效的整体护理,最大限度地帮助人们获得整体的健康,让患者通过不同的渠道和途径来领略护士完美高尚、具体生动的职业形象美的内涵。

（四）护士形象展示美

自从南丁格尔开创了科学的护理事业以来,护理事业飞速发展,护理职业独特、规范的表现形式焕发出夺目的光彩,赋予护理更加崇高的内涵,产生了令人倾倒的魅力。随着历史的演进,护士职业形象的内涵在不断地充实与更新。

 知识链接

中国传统医学美学思想的形成与发展

1. 萌芽　原始社会到春秋战国时期是萌芽阶段,由妇女照顾伤者。商代的阴阳说、夏代的五行说、春秋时期的养生理论均包含了中国古典医学美学思想。

2. 初创　《黄帝内经》既有"阴阳消长"的平衡美、"五行生克"的协调美,也有中医理论本身的美、医务人员自身的美、医疗技术治疗的美。

3. 发展　东汉张仲景的《伤寒杂病论》阐述了辨证施治、辨证施护的原则,充分体现了"多样统一"的美学要求。历代医学美学得到继续发展。

4. 延续　中国传统医学的整体观突出了人体是统一的有机体,比近代提出的生物－心理－社会医学模式及整体护理模式领先了2 000多年。"真、善、美的统一"是中国医学美学思想延续的主要标志。

第三节　护士审美修养提升

护士审美修养是指护士通过学习和应用美学理论,在护理实践活动中通过自我教育、自我锻炼、自我改造提升发现美、鉴赏美、追求美、创造美的能力。在护理实践活动中进行护士审美修养提升既是护士造就理想人格的途径,也是护理职业适应社会需要的表现。同时,护士提供的良好的护理审美环境作为一种精神调节方式,有利于调节患者的情绪,有效地促进患者康复,提升疾病治愈率。

一、护士审美修养的目标

护士审美修养的目标,是指护士通过学习护理美学理论和开展审美实践活动等途径,在审美意识、审美能力、审美趣味、审美理想等方面不断提升和发展,审美境界逐步形成和完善,形成审美个性。护士审美修养以道德修养为前提,以内在美和外在美的统一为条件。

护士审美修养的目标有以下三个方面：

（一）形成和谐美的审美整体观

人既是个体的人，又是群体的人；环境是人类赖以生存的周围一切事物；健康呈现动态的变化；护理的目标是以患者为中心，维持心身状态的和谐美。系统化整体护理的宗旨是以患者为中心，注重信息交流、收集资料、评估、制订计划及健康教育。护理审美整体观是护理美学发展的一条基本指导原则。

（二）形成真、善、美的审美价值观

护士审美价值观标志着护士审美修养成熟的程度。护士将"真"融入护理实践之中，将"善"贯穿于护理实践中，将"美"体现于护理实践中，在现代护理模式中持久地、自觉地体现真、善、美的统一。形成护士审美价值观，能激发护士对审美境界的追求，并把这种追求变成护士形成完善人格的动力，再把这种动力化作大无畏的为人类健康造福的实际行动。

（三）形成创造美的审美鉴赏观

护士审美创造力是护士审美修养的生命力所在。美的存在不仅在于感受、欣赏，更重要的是能够创造美。这需要护士把护理美运用到护理实践中，营造美的护理环境，用审美创造力去推动护理事业前进。护士必须具备感受美的能力，要有在护理实践中发现美、认识美、欣赏美的能力。审美鉴赏力的获得和提升，需要艺术文化的熏陶，需要审美经验的积累，也需要审美实践的磨炼。

二、护士提升审美修养的途径与方法

（一）通过学校教育提升审美修养

蔡元培说："凡是学校所有的课程，都没有与美育无关的。"美的特点是形象性、愉悦性和情感性。美育的原则之一，就是思想性和娱乐性相结合，寓教于乐。课程的美育因素无处不在。例如护理教师通过规范准确、娴熟轻柔的操作技能演示，将肢体动作的协调与肢体语言的美、护理技术的精与操作艺术的美融为一体，给护生赏心悦目的美感，激发护生热爱护理专业和学习专业知识的兴趣。护生在严谨规范的实践操作中，体会到护理学严谨精细的科学美和规范娴熟的操作艺术美。通过美的长期熏陶、感染，使护生在不知不觉的潜移默化中获得对美的丰富体验，提升审美修养。

（二）通过自然美的熏陶提升审美修养

自然界以其无限多样，向人们展示着运动变化之美、生命生机之美。皎洁的明月、飘浮的白云、巍峨的高山、潺潺的流水、参天的大树、无际的海洋……都会激发人们对美的遐思，给人们的审美修养提供了无限的愉悦、无限的美感。护士要体会、练就发现自然美的本领，增强审美的情感体验，将美学知识应用到护理实践活动中，学会美化职业环境的本领。例如安静整洁的环境、柔和自然的光线、洁净流通的空气以及适宜的温、湿度，能

消除患者对疾病的恐惧和焦虑；常青花卉的摆放，可带给患者生机盎然的美感……护士有了这种审美素质，就会更加重视自然美和环境美对人的影响，在工作中更加自觉主动地创造美的环境。

（三）通过社会美的感悟提升审美修养

对社会美的感悟可通过日常生活和临床实践获得。参加文化节、艺术节等审美教育活动，参加多种多样的文艺社团，并加强审美指导，树立正确的审美观，自由地发展自己的审美爱好和艺术特长，培养健康、高尚的审美理想和审美情趣，提升护士审美创造能力。在临床实践中，感受护士严谨的工作作风以及温馨安宁的就医环境，感受护士救死扶伤的崇高精神。临床实践环境人际关系的体验对护士来说，是提升专业审美素质的有效途径。通过观察、体验、鉴赏这一切，积淀自己的审美功力，正确地评价和把握自己，矫正自己的审美品行，不断提升自己的审美修养。

（四）通过艺术美的感染提升审美修养

艺术美是艺术作品具备的审美属性，是艺术家对生活的审美情感、审美理想的集中体现，从不同角度满足了人们不同的审美需要。护士应该在护理实践过程中不断培养、提升自身的艺术修养，通过艺术审美陶冶情操，从而提升审美修养，对待患者以美扬善、以美感人、以美动情，促进患者战胜疾病、恢复健康。

艺术美有以下几种形式：

1. 听觉艺术美　优美动听的节奏、旋律和音色是通过饱含情感的音乐形象来创造艺术美的，其美育功能在于用听觉感受音乐的美，从而影响人的情绪、疏导人的心理、调节人的生理等。例如在产妇待产时，适当地播放舒缓柔和的乐曲，可以起到稳定产妇情绪、促进顺利分娩的作用。

2. 视觉艺术美　利用色彩、线条、形状等手段来创造艺术美。例如绘画、雕塑、摄影、书法等从视觉上给人以造型艺术美感，唤起欣赏者动手设计和动脑思考的审美想象。在护理实践中，能从艺术美中得到启迪，为护理空间进行科学、合理的布局，塑造出美的造型。

3. 语言艺术美　语言的艺术魅力在于传递信息、调节情绪、安抚心态、化解矛盾等。护理语言的艺术性在于其想象之远、再造性之强、表达内容之丰富，能够安抚人的心理、陶冶人的情感。

（五）通过中华优秀传统文化的熏陶提升审美修养

中华优秀传统文化是中华民族几千年文明的结晶，积极而富有生命力。中华优秀传统文化在发展中出现多次曲折，却绵延至今，极具延续和创新性。同时，它以宽广的胸怀包容外来文化，体现出包容、开放的巨大能力。

1. 学习传统文化强调的道德观念，重视人文修养的培养，努力做到德行兼备，在集体与个人利益相冲突时，要把集体利益放在首位，把个人利益放在后面。

2. 学习传统文化教育可明显激发护士对患者的爱心，护士的责任心得以提升，从内心自觉地关心、爱护、尊重患者，践行人文关怀，更好、全面地落实护理服务内容，提升服务质量。

3. 学习优秀传统文化有助于护士习得落落大方的举止。耐心的解释、温和的表情、柔和的目光，这些能让患者感觉到温暖，甚至如沐春风，让患者的心情得到改善，心理压力降低。

 知识链接

名人的艺术修养

历史上许多著名的科学家都有着深厚的艺术修养。他们的科学发明和创造灵感都离不开艺术的熏陶。爱因斯坦钟情于哲学、艺术，喜欢拉小提琴、弹钢琴。数学家彭家勒认为对美的追求是科学家进行科学探索的重要心理因素。钱学森不仅是著名的科学家，他对音乐、绘画、摄影、文学等都十分喜爱且有较高的造诣，生前多次提到艺术对科学创新的启迪作用。为原子弹、氢弹作出重大贡献的科学家汪德熙有很高的钢琴演奏水平，竺可桢、苏步青、李四光、袁隆平等人也都具有深厚的艺术修养。

第四节　护士职业形象美

一、护士职业形象美的变迁

护理职业形象的形成，经历了多个历史时期。早期护理职业以崇高的母亲形象得到了社会的尊重和认可；在中世纪，护士职业形象随着社会的变革而一落千丈；19世纪中叶，南丁格尔开创了科学的护理事业，标志着护理专业化的开始。近一百多年来，随着医学模式和人们健康观念的转变，护理学科的服务领域不断扩大，护士职业形象的内涵也不断扩展，并被赋予了丰富的时代特色。

二、护士职业形象美的内涵和意义

护理专业社会地位的确定和提升，必须定位于社会需求。通过专精技术提供其他专业无以抗衡或取代的服务，使护理专业充分展示其科学之美，依其专精技术和学术权威性服务社会。

（一）护士职业形象美的内涵

形象指形体与意象，是具体事物（群体、个人等）精神实质的外在反映和其本质特征的外在体现。护士职业形象是指护士群体或个人在护理实践中的外表、思想、语言、行为、知识等的外在体现，包括有形的外在形象和无形的内在形象。它不仅体现在护士的仪表、风度、行为举止和姿态等外在形象，而且体现在护士的职业道德品质、情操等内在素质。护士职业形象美是形体和意象有机结合所呈现出来的美，是护士内在美与外在美交映生辉的整体美，是护理艺术美的呈现。

护士职业形象美的内涵主要表现在以下三个方面：

1. 社会形象　表现为护理工作的条件、环境明显改善；护理工作设备、设施得到发展，科技化含量越来越高；护士的社会待遇不断提高，个人收入不断增加。

2. 专业定位　表现为护士的学历水平、科研水平、学术地位和社会地位不断提升，护理专业正走向显示自身独立特点的专业学科道路。护士开始以学者、专家的身份出现在人们面前，具有国际化的烙印，极大地提升了护理专业的学术水平，也增添了护士职业形象的人格魅力。

3. 服务质量　整体护理"以人为本"的思想已经运用到临床护理工作，将护理美学与心理学的理论引入护理实践，例如礼仪美、语言美、人性美、创造美与艺术美等；开展微笑服务、护理形象工程等一系列措施，从而使护患关系得到改善，护理服务质量得到提升，护士职业形象的内涵得到提升。

（二）护士职业形象美的意义

护理是精细的艺术，护理工作中包含美的韵律。在众多社会形象中，社会及公众对护士的形象寄予很高的期望。

护士职业形象美的意义有以下两方面：

1. 人类健康的需要　1948年，世界卫生组织（WHO）提出了人的健康概念："健康不仅仅是没有身体的疾病和缺陷，还要有完整的心理和社会适应状态。"随着人类社会的不断发展进步，生物－心理－社会医学模式和与之相适应的整体护理模式的建立，为患者提供生理、心理和社会三方面的服务，体现了护理专业服务的整体美。护士职业形象美是患者治疗疾病、恢复健康所需要的社会心理环境的必要条件，有助于让患者保持生理、心理平衡，改变了护理一向以操作为主的状况，增加了帮助患者提升生理、心理素质的比重。塑造美的护理职业形象，在护理实践中的作用是不言而喻的。由于护理专业群体的个体差异会直接影响到护理服务的质量，影响着专业的声誉，只有内在美与外在美的有机结合、自然美与社会美的高度统一，才能构成护士美的形象。

2. 护理专业发展的需要　整体护理的业务操作繁多琐碎，但按照护理活动的程序化、层次性、节奏性等形式美的审美要求实施，就可以达到繁而不乱、琐而不碎的优质、高效的护理目标，使护理工作呈现出一种协调美。同时，护士端庄的仪态、文雅的举止、关切的表情、高尚的情操及善良的心灵，从外至内处处体现其职业形象给人们带来的美，成为打动人心灵的力量。因此，塑造良好的护士职业形象是每位护士的责任和义务。加强护士审美观念，培养护士审美情趣，让护理事业在高层次服务得以开拓和发展，在医疗活动中能潜移默化地美化患者的心灵，唤起患者对医护人员的信赖感和战胜疾病的信心。由此可见，良好的护士职业形象不仅对患者的身心康复有着积极的影响，而且对护理专业的生存与发展产生至关重要的作用。

三、护士职业形象美的呈现

南丁格尔说："护士……是真、善、美的化身。"社会对护士赋予了温柔、善良的职业形象的期望。这种期望也寄托了人们在身患疾病时依然保持的对生活的热爱、对美的向往、对未来的期盼与追求。护士美的仪容、行为、语言、心灵，使患者在接受护理服务时感受到美的氛围，愉悦身心，有利于恢复健康。

（一）护士的内在修养美

护士的内在修养美是指人的内心世界的美，也称心灵美，是人的精神、道德、情操、性格、学识等内在素质的具体体现。内在修养美是护士职业形象美的核心，包括美好的理想、高尚的道德、真挚的感情、诚实的品质等，是其他一切美的基础。护士只有具备正确的人生观、价值观和崇高的道德情操，才能忠实于护理事业，把毕生的精力贡献给每一位需要帮助的患者；才能提升移情的能力，即在较高层次上保持与患者情感的融合与统一，不论患者的职业、地位、性别、外貌如何，都一视同仁地给予同情和帮助，使他们在病痛中得到抚慰，在失望中得到鼓励。

护士的内在修养美主要包括：

1. 高尚的品德底色　护理工作要求护士必须具备高尚的道德修养、道德意识、道德情操。良好的品德是做人之本，良好的职业品质是立业之本。因此，作为护士首先要树立良好的职业道德，确立正确的世界观和价值观，培养高尚的情操、无私奉献的精神，具备以追求人类健康幸福为己任、全心全意为患者服务的精神境界，积极面对工作中的困难，崇尚真、善、美，摒弃假、恶、丑，才能忠实于患者和护理事业，把外在的规范转化为内在的护理职业品质和道德行为。

2. 可靠的职业精神　护理工作要求护士具备高度的工作自觉性和责任感，其基本特征是实在、可靠和诚信。护士诚实的美德集中表现在"慎独"精神方面，护士能够以职业道德为约束力，无论何时何地、有无监督，都能一丝不苟地按照操作规程完成各项工作，杜绝差错事故。

3. 良好的心理素质　护士所承受的职业压力已成为一种职业性危险。因此，护士要胜任护理工作，为患者提供高质量护理服务，首先自身就要具备健康的心理素质、良好的职业性格、稳定的工作情绪，并通过自己积极乐观的情绪感染患者，帮助患者产生乐观向上的情感，激发患者战胜疾病的信心。其次，护士应具备心胸开朗、温柔耐心、勤奋认真、吃苦耐劳等性格品质，要充分理解、宽容患者，并应用心理学知识对患者进行护理。因此，从护生阶段开始，就应有意识地培养、造就自身健康的心理素质和职业性格。

4. 精通的专业才识　知识是素质的基础。护士要达到心灵美的境界，必须不断学习专业知识，精通本专业业务，紧跟学科发展的需要。同时还要具备人文学科、社会学科等多学科知识，提升自己的整体素质和人文修养。多阅读、多思考，将客观现实中各种形式的美融入自己的内心深处,并化作自己的行动,使内心的精神美和外在的仪表风范美达到和谐的统一。因此,护士要树立终身学习的理念,不断吸收医学、护理学及相关学科的新理论、新观点和新技术,并把所学的知识与护理实践相结合,用不断探索和创新的成果来推动护理科学的进步和发展。

(二)护士的外在形象美

护士的职业形象是护士在护理实践中的外表及行动体现,是护士为患者提供护理活动中所形成综合效应的整体形象,能给人以心灵的慰藉和满足,是生命与健康本质力量的体现,包括仪表美、语言美、行为美。

护士的外在职业形象美与内在修养美密不可分。

1. 外在的美和内在的美相统一　内在的美与外在的美是美的内容与形式的统一,两者之间是相互影响、相互作用的关系。内在的美通过外在形式表现才能体现出来,而外在的美如果没有内在的美为依托是无法存在的。因此,护士要塑造完美的护士职业形象美,就要不断加强职业道德修养,塑造美的心灵,拥有美的情感、情操以及健康的人格,确立崇高的世界观,使心灵含蕴丰富的内在美。

2. 敏锐的观察和聪慧的思维相结合　敏锐的观察力和聪慧的思维能力,来源于牢固的医学知识和对患者的高度责任心,是丰富的经验、熟练的技能和高尚的情感的有机结合。护士通过视、触、叩、听、嗅等护理体检收集患者直观的资料,保持沉着清醒的头脑,随机应变,及时发现病情的细微变化,预测可能发生的问题,从而判断疾病的发展和治疗效果,使患者得到及时、准确的治疗而早日康复。护理工作中的观察力、判断力、思维能力等专业能力的结合,显示出护士稳重审慎、优雅干练的职业形象。

3. 娴熟的技术和高尚的情感相呼应　护理技术的精益求精与护理的艺术性统一于护理实践之中,护理技术中的精美表现为严格细致、娴熟轻柔。要达到这一要求,需注重护士操作技能的训练,注意每一个护理环节的美学要求。护士的工作对象是患者,只有认识到护理职责是崇高的,是保护人类健康、解除患者病痛的,才能更好地进入工作状态,以仁爱之心给予患者安慰,体现护士的职业风度美和护理道德美,使患者深切感受到人间的美好与希望。

四、护士职业形象美的塑造途径和方法

美好的护士职业形象,在医疗活动中能潜移默化地安抚患者的心灵,唤起患者对医护人员的信赖感和战胜疾病的信心。

护士职业形象美的塑造途径和方法包括:

(一)从审美学习到实践的终身提升

现代医学模式下,护士要有强烈的时代意识、广博的专业知识和科学的服务理念,不断进行自我教育、自我更新和职业行为的自我规范,充分发挥护士自身在专业形象建设

中的主体作用，不断提升自身的专业水平和服务质量，才能从根本上使护士获得患者和社会的尊敬和认可。因此，护生从入校后就要进行护理美学的学习，明确职业形象美的内容和要求，将美育与专业课互相渗透，提升对美的感受、接受能力和创造美的能力，尽早融入职业氛围之中，自觉养成从小事做起、由表及里地塑造美好的形象。参加工作后，更要在临床实践中终身学习，不断提升。

（二）培养个体高尚职业道德修养

护士的职业道德修养是指护士在职业活动中应遵循的道德准则。首先，护士要树立患者的利益高于一切的道德情操，加强慎独修养，想患者之所想，急患者之所急。再者，护士广博的知识和宽容的美德来源于对事业的进取和追求。最后，护士要培养自己坚强的意志品质和宽容豁达的职业个性，使护士形象美得以最大限度地展现。

（三）强化集体职业形象塑造意识

塑造护士的职业形象美是一个长期的系统工程。要充分认识到护士职业美是护士群体共同的行为与追求，是需要大家共同努力才能实现的目标。塑造崇高的职业精神，培养圣洁仁爱的心灵，把护理作为一门对人体整体维护的艺术，结合社会科学和美学、艺术等人文科学理论和技术手段，真正在护理过程中实践美，使得护士成为护理艺术的实施者。护士要强化职业形象塑造的意识，树立护理队伍的群体形象，这是时代发展的需要。

南丁格尔对护理事业提出了基本要求，即基于人类的博爱，以优良的品格和高尚的技术为患者提供护理服务。护士美好的形象取决于外在美、内在美的和谐统一，它们的有机结合才能产生形象美，才能将美好的感受带给患者，使患者如沐春风，从而带来良好的心境，焕发出生命的活力。因此，护士的职业形象是医院整体护理水平和管理水平的体现，也直接影响着社会对护理职业的评价、护士在社会中的地位以及护理事业的科学化及可持续发展。

 知识链接

南丁格尔塑造的护理职业形象

护理工作是融理论性和实践性、科学性和社会性、服务性和技术性为一体的职业。南丁格尔说过："护理是一门艺术，也是照顾人生命的艺术，由技术熟练的手、冷静的头脑与温暖的心组成"。

南丁格尔塑造的护理职业形象目标：护士应是品格高尚的人；护士应是满足患者需要的人；护士应属于专门学科的人才；护士应是人类健康的使者；护士应是具有心理学知识的人。

（陆英莉）

本章主要介绍了美的基本形态；护理美学的学科性质、范围、呈现形式；护士审美修养的目标、提升的途径与方法，护士职业形象美的变迁、内涵和意义、呈现、塑造途径和方法。

本章的重点是护士审美修养的目标。

本章的难点是护士职业形象美的变迁、内涵和意义、呈现、塑造途径和方法。

 思考与练习

1. 美的三种基本形态是什么？
2. 怎样理解护理美学的学科性质、范围、呈现形式？
3. 护士审美修养的目标、提升的途径与方法是什么？
4. 阐述护士职业形象美的变迁、内涵和意义、呈现、塑造途径和方法。
5. 怎样运用护理美学理论塑造护士职业形象和开展护理实践？

第四章 | 护士礼仪修养

04章 数字内容

学习目标

1. 具有在生活和工作中积极进行礼仪学习的意识和能力,树立良好的护士职业礼仪观念。
2. 掌握护士仪容礼仪、工作服饰礼仪、仪态礼仪的要求。
3. 熟悉礼仪的概念、原则;护士礼仪的概念、特征;护士交往礼仪的要求;门诊、急诊、病房护士礼仪的要求。
4. 了解礼仪、护士礼仪的作用;门诊、急诊、病房患者的特点。
5. 学会按照护士礼仪的要求塑造和规范自己的职业形象。

中国具有五千年文明历史,素有"礼仪之邦"之称。礼仪文明作为中国传统文化的一个重要组成部分,对中国社会历史发展产生了广泛深远的影响。知礼懂礼是个人或组织树立自身形象,赢得他人和社会尊重的前提,也是事业获得成功的重要条件。礼仪是人类文明的结晶,是现代文明的重要组成部分。礼仪是一个国家社会风气的现实反映,是一个民族精神文明和进步的重要标志。

第一节 护士礼仪概述

护士礼仪是一种专业文化模式,是研究护理工作中交往艺术的学问。护士礼仪除具有一般礼仪的基本特点外,还具有护理专业文化的特性。护士礼仪在适用对象、范围上存在显著的专业特征,是护理专业的行为规范,用以指导和协调护理行为过程。护士职业形象的培养有赖于护理礼仪的学习,良好的职业形象不仅体现护士个人的整体素质,也可以增进护患关系,促进患者康复。

一、礼　　仪

（一）礼仪的概念

礼仪是人们在社会交往中约定成俗的行为规范与准则，是对礼貌、礼节、仪表、仪式等具体形式的统称。

礼貌是指在人际交往中通过语言、动作等表现出的谦虚和恭敬。它主要表现出一个人的品质与素养。

礼节是指人们在社交场合表现尊重、友好、祝颂、哀悼等惯用的形式。礼节实际上是礼貌的具体表现，如行礼就是向人表示礼貌的一种具体表现形式。仪表是指人的外表，它包括人的容貌、服式、姿态等方面，是一个人精神面貌的外观体现。

仪式是指在一定场合举行的，具有专门程序的规范化的活动，如颁奖仪式、开幕仪式、签字仪式等。

（二）礼仪的原则

1. 真诚原则　真诚是人与人相处的基本态度，是一个人外在行为与内在品德的统一。真诚的原则就是要求人们在运用礼仪时，务必以诚待人、表里如一。缺乏真诚、口是心非的人，即使在礼仪方面做得无可指责，最终还是得不到别人的尊重和信任。在社交场合中，并非每个人都能有优美的姿态、潇洒的风度、得体的谈吐，但是只要你真诚待人，让他人感受到你的真诚，也同样能赢得他人的尊重和礼遇。

2. 平等原则　礼仪交往的核心是尊重，只有平等相交，才能体现出对人的尊重。以礼待人，对任何交往对象都一视同仁，给予同等程度的礼遇，这便是平等的原则。在社会交往中不能因为交往对象之间在年龄、性别、种族、文化、职业、身份、地位、财富等方面不同以及与自己的关系亲疏远近，就厚此薄彼、区别对待。

3. 敬人原则　即人们在社会交往中，要把对交往对象的尊重、尊敬和友好放在首位，要常存敬人之心，不可伤害他人的尊严，更不能侮辱对方的人格。

4. 宽容原则　宽容的原则就是要求人们在交际活动中，既要严于律己，更要宽以待人。要多容忍、体谅、理解他人，而不求全责备、过分苛求。在人际交往中，每个人的思想、品格及认知水平存在差别，不能用同一标准去要求所有人，而应宽以待人。

5. 自律原则　礼仪是一种社会交往中自然形成的公共规则，最重要的是要靠每个人自觉地自我约束、自我控制、自我反省、自我检点来实现，而不是依靠外在强制的力量来实施，这就是礼仪的自律原则。礼仪更强调的是律己，就是要求人们树立公共道德观念，规范行为准则，不断提高自我约束、自我克制的能力，自觉按礼仪规范行事，遵守信约，以礼待人。

6. 从俗原则　由于国情、民族、文化背景的不同，在人际交往中，实际上存在着"十里不同风，百里不同俗"的情况。必要时，应当入乡随俗，与绝大多数人的习惯做法保持一致，这是对大多数人的一种尊重，也便是从俗的原则。当处于一种"少数"状态时，切勿自高自大、自以为是、指手画脚、随意批评或否定他人的风俗和习惯。

7. 适度原则　适度的原则是要求应用礼仪时必须做到把握分寸，注意技巧，合乎规范。凡事过犹不及，运用礼仪时，假如做得过了头或做得不到位，都不能正确地表达自己的自律、敬人之意。遵循适度原则应当注意感情适度，与人交往时，首先要彬彬有礼而又不低声下气，热情大方但不轻浮、谄谀；其次注意谈吐适度，在与人交谈时，要诚挚友好而不虚伪客套，坦率真诚但不言过其实；再次注意举止适度，在与人相处时要优雅得体而不夸张做作，尊重习俗而不粗俗无礼。

（三）礼仪的作用

1. 沟通作用　礼仪是人们交际生活中的礼节和仪式。热情的问候、文雅的谈吐、友善的目光、亲切的微笑、得体的举止等礼仪形式的表达，可使人们得以成功交流与沟通，有利于扩大社会交往，促进事业成功。

2. 协调作用　礼仪是社会活动中的润滑剂，它对营造一个平等、团结、友爱、互助的新型人际关系起着不可忽视的协调作用。礼仪传达的意义是对他人的尊重，尊重可以使对方在心理上感到满足、愉悦，进而产生好感和信任。恰当的礼仪，可以联络感情、协调关系，帮助人们更好地取得交际的成功。

3. 维护作用　礼仪是社会文明进步的标志，从某种意义上说，在维护社会秩序方面，礼仪起着法律所起不到的作用。人们往往能够通过礼仪这种不成文的规则自觉地约束个人的行为，保持人际交往的和谐和社会的稳定。

4. 教育作用　礼仪具有丰富的文化内涵，是一种高尚、美好的生活方式，能够潜移默化地影响人们的行为方式。它通过评价、劝阻、示范等形式教育人们纠正不正确的行为习惯，把人们培养成为通情达理的模范公民。同时，遵守礼仪原则的行为，客观上就是一种榜样，无声地影响着周围的人，人们在耳濡目染之中接受教育、净化心灵、陶冶情操、匡正缺点、端正品行。礼仪的教育作用润物无声地影响着人们的品行，促进了社会主义精神文明的建设。

5. 美化作用　礼仪是人类美好生活经验的总结。礼仪讲究和谐，重视内在美和外在美的统一，使美好心灵与美丽仪表、优美举止形成一个有机的整体，使人们注意塑造良好的形象、充分展现美好的风采。当个人重视了自身的礼仪修养，大家都能以礼相待时，人际关系会更加和谐，生活将变得更加温馨，这时，美化自身便会发展为美化生活。

二、护 士 礼 仪

（一）护士礼仪的概念

护士礼仪属于职业礼仪范畴，是指护士在进行医疗护理和健康服务过程中，被大家公认和自觉遵守的行为规范和准则。它既是护士职业素养的外在表现，也是护士职业道德的具体体现。

（二）护士礼仪的特征

1. 规范性　护士礼仪是护士必须遵守的行为规范，是在相关法律、规章、制度、守则的基础上，对护士的待人接物、律己敬人、行为举止等方面规定的模式或标准。例如不少国家对护士的着装有统一的规定，工作时必须穿护士服。

2. 强制性　护士礼仪中的各项内容是基于法律、规章、守则和原则基础上的，对护士具有一定的约束力和强制性。

3. 综合性　护士礼仪作为一种专业文化，是护理服务科学性与艺术性的统一，是人文与科学的结合，是伦理学与美学的结合。它在护理活动中体现出护士的科学态度、人文精神和文化内涵。

4. 适应性　护士礼仪的适应性是指护士对不同的服务对象或不同文化的礼仪具有适应的能力。护士要在工作中尊重患者的信仰、文化、习俗，并在交流、接触、调整中不断适应。

5. 可行性　护士礼仪要运用于护理实践中，应注重礼仪的有效性和可行性，要得到护理对象的认同和接受。

（三）护士礼仪的作用

护士礼仪不仅体现在护士的仪表和精神状态上，更深层地反映在护士的思想素质、道德品质、敬业精神和自身修养上。在现代整体护理工作中，加强护士礼仪的培养，已经成为提高护士综合素质的一个重要内容。

1. 有助于护士职业形象的塑造　护士礼仪是职业的要求，是树立护士职业形象、促进护理事业不断发展的重要条件。尊重护理服务对象，讲究职业礼仪，将有助于提高医院在社会公众心目中的地位和声誉。护士在工作场所的言谈举止、衣着服饰，已不再是单纯的个人行为，而与所在医院的利益紧密联系，甚至影响到社会对护士职业的评价，影响到护士在社会中的地位。因此，护士得体的举止、恰当的言谈等良好的礼仪行为已成为护理职业素质的基本要求。

2. 有助于增进护患关系　护士的形象与言谈举止等都可能对服务对象产生直接或间接的影响，从而影响护理效果。在接待患者时，护士端庄的仪表、规范的操作、文雅的举止、得体的言语会给患者留下良好的印象，得到患者更多的配合和支持。在交谈中使用礼貌性语言，针对患者的具体问题予以安抚，使患者得到心理上的满足和慰藉，使护患双方产生情感上的共鸣，从而增进护患关系。

3. 有助于医护关系的融洽　医护工作是互相衔接、共同完成疾病治疗，并以促进患者康复为最终目的的工作。同事之间一句问候、一个微笑、一句关切的话语，可以拉近彼此的距离，形成愉悦的工作环境。工作中仪容整洁、精神饱满、行动干练，可争取他人的信任，利于彼此的协作。

礼仪的起源

在中文里,最早的"礼"和"仪"是分开使用的。"礼"主要有三种含义:一是指政治制度,二是指礼貌、礼节,三是指礼物;"仪"也有三层含义:一是指容貌和外表,二是指仪式和礼节,三是指准则和法度。将"礼"和"仪"连用最早出现在《诗经·小雅·楚茨》中:"献酬交错,礼仪卒度,笑语卒获。"

第二节 护士仪表礼仪

仪表是一种文化和修养,也是一种无声的语言。护士仪表礼仪是护理职业对护士外部形象的要求,包括仪容与服饰等内容。注重护士仪容与服饰礼仪是塑造护士职业形象的第一步,也是带给患者良好的第一印象的关键。

一、护士仪容礼仪

仪容是指由发式、面容所构成的人的仪表和容貌。护士仪容是传递给患者最直接、最生动的第一信息,影响着患者对护士乃至医院的整体评价,在一定程度上带有社会化、宽泛化、职业化的内涵。

(一)护士工作发式

护士的工作发式,应长度适中、发型得体,充分体现护士的职业特点,符合整洁、明快、方便、自然的总体要求,既满足护士各种护理操作的要求,又能展示护士的优雅气质,突显护士的职业魅力。

1. 女护士发式 短发应做到前不遮眉、侧不掩耳、后不搭肩。长发应将头发挽成发髻于脑后,盘起后头发不过衣领,发髻可用发卡、网套或头花固定。头花、网套等应选用与头发同色系的,以素雅、大方为主色调,避免鲜艳、夸张的发饰。

2. 男护士发式 男护士应保持头发干净清爽、不油腻、不黏结、无头皮屑、无异味。不烫发、不染彩色头发。发型以干净整洁的短发为宜,不留长发,不留长刘海儿、长鬓角。不得剃光头,以免影响护士职业形象。

(二)护士面容礼仪

1. 面部清洁

(1)眼睛:"眼睛是心灵的窗口",是人际交往中被对方关注最多的部位。应及时清除眼部分泌物,注意眼病的预防和治疗。佩戴眼镜应每天擦拭,保持镜片的清洁无污。如果佩戴隐形眼镜,应选择自然的黑色或棕色,颜色、花纹不可怪异奇特,以免影响护士的职业形象。

（2）鼻子：注意鼻腔清洁卫生，一要注意清洗鼻部，确保鼻孔通畅无异物，并定期修剪鼻毛，以免过长而外露；二要避免当众擤鼻涕、挖鼻孔等。

（3）眉毛：根据年龄、性别、脸型对眉毛进行恰当的修整，以便将眼部修饰得更好，衬托出明亮的双眸。

（4）唇齿：保持口腔清洁无异味是交往礼仪的基本要求。

1）早晚刷牙、饭后漱口，避免牙齿留有异物。

2）上班不可吸烟、喝酒，忌食葱、蒜等气味刺鼻的食物。

3）口腔有异味时，在与患者交谈时应保持一定距离或佩戴口罩。如果长期有异味，应及时治疗。

4）护士应有意识地呵护嘴唇，可用无色的润唇膏保持唇部的润泽，避免翘皮、开裂等。

（5）颈部：清洁面部时，应一并清洁颈部，以保证颈部皮肤的洁净，避免与脸面泾渭分明。同时，还应对颈部进行适当的护理，防止颈部与面部妆容产生较大的反差。

（6）耳朵：洗脸、洗头时应同步清洗耳朵。护士不能在岗位上或患者面前挖耳朵，避免导致不雅之感。

（7）胡须：男护士不宜蓄胡须，要及时剃须修面，塑造阳光健康的男护士形象，避免给患者留下邋遢、不修边幅的印象。

2. 面部表情　表情是人的内心情感的外在表现，是一种无声的语言，在人际沟通中具有重要地位。

（1）眼神：眼神可以最明显、自然、准确地展示人的心理活动。人们在日常生活中可以借助眼神传递信息。患者的喜怒哀乐，护士的关心理解，均可以通过眼神真实地流露。护理工作中，护士常常因佩戴口罩而只露出眼睛及以上部位。因此，护士要学习和掌握眼神的合理表达和正确运用，充分发挥眼神传递信息、组织控制、反映深层心理的三大作用，善于用眼睛与患者沟通交流、表达理解和关爱。

1）注视角度：平视指双方视线呈自然相对的水平状态，表达尊重、平等之意，一般在与患者或家属交谈时使用。仰视是在注视对方时，本人所处位置低于对方、需要抬头仰望对方，表示重视、信任和期待。俯视是在本人所处位置高于对方、需要低头向下俯瞰对方，往往带有自高自大之意，因此一般场合应避免使用，但护士在为卧床患者进行护理操作时常有俯视，表示爱护之意。

2）注视部位：一般性的沟通交流，要注视对方的双眼，或将目光交替落在对方面部的其他位置，例如额头、鼻子、唇部等，避免注视双眼的时间过长。因注射、导尿、灌肠等护理操作的需要，对患者某一部位进行长时间注视时，眼神应自然、大方、坦诚，以免使人尴尬难堪。

3）注视时间：与患者交流时，注视对方的时间应在全部相处时间的 1/3～2/3，表达友好或重视。注视时间少于 1/3，会被认为对患者及其话题不感兴趣，有轻视对方之嫌。超过 2/3，则表示有敌意或非常感兴趣，亦使人尴尬。

4）学会"阅读"对方的目光：在护患交流中，用心观察患者的眼神，从对方眼神中了解其真实态度和感受，从而调整自己的交流方式，以求得到更好的沟通效果。

（2）微笑：微笑是人际交往中的一种润滑剂。自然真诚的微笑具有多方面的魅力，它虽然无声，却可以表达出高兴、同意、赞许、同情等许多信息。微笑是美的象征，是礼貌的表示，是爱心的体现，也是一种劳动方式，是护士以真诚的态度取信于患者的重要方式。

1）微笑的作用：微笑是各种服务人员的标准表情，可以对人对己发挥良好的作用。护士在护理工作中适当保持微笑，可以拉近与患者的距离，给患者带来温暖和希望，增添战胜疾病的勇气和信心。研究显示，护士的微笑能为患者创造出一种倍感轻松的氛围。从心理角度来看，护士的微笑是积极、乐观的一种表现，创造出一种和谐融洽的气氛，在一定程度上减轻患者的烦恼和忧郁。

2）微笑的特征：面含笑意在面部肌肉放松的基础上，嘴角微微上翘，嘴唇略呈弧形，不发出笑声。同时，面颊上的笑肌收缩、上提，眉、眼加以配合。

3）微笑的注意事项

a. 自然真诚：护士的微笑应当"发乎情，出乎心"，体现美好的心灵，蕴含丰富的情感。只有发自内心的微笑，才能使患者感到亲切友善、轻松愉悦，要防止生硬、虚伪、笑不由衷。

b. 表现和谐：微笑是由眼睛、眉毛、嘴唇及其面部肌肉相互协调运动而完成的，各部位相互配合缺一不可，其中最重要的是眼笑、口笑，同时微笑应与行为、举止相辅相成。

c. 注意场合：微笑服务是对护理工作的常规性要求，但在具体运用时，要注意场合、时间与对方的状态。例如在接待危急重症患者时，在患者家属满面愁容时不应面露笑意，避免尴尬无礼。

d. 控制情绪：无论是身体或精神上的疲惫，还是遇到烦心事，当面对患者时依然要展露微笑，并告诫自己："不能因为自己的状态不佳而影响对患者的态度或影响护理工作"，这样积极的暗示能帮助护士进行自我调节，抛开烦恼，以健康良好的情绪进入工作状态。

（三）护士工作妆容

护士工作妆容属于职业妆的范畴，妆容因人而异，以自然、协调、适度、美观为原则。护士工作时提倡淡妆上岗，恰当的妆容能够扬长避短，增加个人魅力。

1. 化妆的基本步骤与方法

（1）清洁面部：依次使用护肤水、润肤乳、隔离霜，起到对皮肤的滋润、保护作用。

（2）打粉底：选用与肤色接近的粉底液或粉饼，用粉扑或手指细致、均匀、轻薄地涂抹整个面部，注意与颈部的过渡衔接。由于护士常常熬夜，会出现面色暗黄、起痘、黑眼圈等情况，打粉底前可以用遮瑕笔或遮瑕霜先进行局部修饰。

（3）描眉：选用与眉毛颜色接近的眉笔，例如黑灰色、棕色，顺着眉毛生长的方向，按照"由淡到浓、由粗到细"的方法轻轻地描画，勾勒出眉头、眉峰、眉尾比例协调的完整眉形。最后，要用眉刷轻扫几下，使眉毛看上去更加自然。

（4）打腮红：用腮红刷蘸取少量的腮红，由颧骨向外侧淡淡地扫刷，以突出面部的立体感和整体妆容的和谐美观。由于脸型的不同，手法也略有区别，长脸需横向扫刷，圆脸可斜向扫刷。切忌颜色过重或过于集中。

（5）眼部化妆：护士的眼妆应简洁自然，不应过度修饰。眼影应尽量选择棕色、深灰色等自然柔和的色系，范围控制在双眼皮皱褶线内侧，避免范围过大的烟熏妆。眼线以不画为宜，避免过长、过宽的眼线。睫毛的修饰以略涂睫毛膏为宜，工作时不应使用假睫毛。

（6）涂口红：先用唇线笔勾画唇形，再均匀地填入色彩适宜的口红，最后用纸巾吸去多余的部分。为了简便，也可省略唇线。护士工作妆的口红以浅色、透明色、鲜艳度低的颜色为宜，禁忌大红色的口红。

（7）检查妆容：与镜子保持1m左右的距离，观察妆容的整体效果，检查妆容颜色是否搭配恰当，左右是否对称，是否过浓或存在瑕疵，并进行调整与修饰。

化妆步骤可简可繁，如果时间紧张，可适当简化或省略某些步骤。总之，护士应熟练掌握化妆技巧，并根据具体的情况加以调整，以便展现出最美丽的一面。

2. 化妆的注意事项

（1）忌妆容离奇：护士进行妆容修饰的目的是体现护士美好的职业形象，切不可脱离自己的角色定位，追求怪异、出格、过浓的妆容，以免有损职业形象和个人形象。

（2）忌当众化妆：护士不可在办公室、护士站、病房等场所化妆。当众化妆，既有碍他人，也不尊重自己。

（3）忌借用他人化妆品：借用他人化妆品，既不卫生，也不礼貌。

（4）忌妆容残缺：注意化妆后及时自查，防止妆容出现残缺。因出汗或用餐等原因造成妆容残缺，应及时补妆。

二、护士工作服饰礼仪

护士服既是护理职业的象征，也是护士精神风貌的体现。工作时身着护士服，是对自己职业的热爱，也是对患者的尊重。护士服的庄重、典雅、整洁、美观充分诠释了护士职业的崇高与圣洁，使护士自然而然地产生一种职业的自豪感。

（一）护士工作着装原则

1. 协调统一　端庄规范、统一的护士服体现了护理工作的严谨与科学，护士工作应衣、帽、鞋、袜整体统一协调。

2. 佩戴工作牌　穿护士服时必须佩戴工作牌。工作牌上应附有护士本人照片、姓名、职称（职务）及所在科室，便于患者辨识及监督。工作牌应整洁、无损，佩戴在左胸前。不可随意佩戴他人工作牌。

3. 干净整齐　护士服不同于一般的职业装和劳动保护服，它的清洁和整齐代表着护理工作的庄严与责任，体现了护士严谨的工作作风和严肃的工作态度。

（二）护士职业着装的规范

1. 护士服　护士服有裙式、分体式，颜色以白色居多，给人安静、圣洁的感觉。目前,越来越多的医院将儿科、妇产科的护士服改为淡粉色,急诊、手术室的护士服则改为绿色。这些改变是出于不同的颜色会对患者的心理产生不同的影响效果,满足了患者视觉上的需求,在某种情况下起到了颜色的治疗作用。穿着护士服的要求:

(1)护士服应时刻保持清洁、平整,无皱,无污渍、血渍。

(2)护士服有冬、夏装之分,应根据季节更迭而更换。

(3)护士服要求尺寸合身,大小、长短、型号适宜。以衣长刚好过膝,袖长刚好至腕为宜,宽松适度,腰部可用腰带调整。

(4)男护士一般着白大褂或分体式工作服,下身配白色工作长裤,裤长以裤脚前缘平搭鞋面,裤脚后缘至鞋跟上2cm为宜。男护士着工作装时,除上述的要求外,要特别注意的是,夏季穿工作服要穿汗衫或背心,不可袒胸赤膊。

(5)护士服的领扣、衣扣、袖口要求全部扣整齐,缺扣子要尽快钉上,不能用胶布、别针等代替。穿护士服时,内衣应选择浅色,不要过于臃肿,不要穿高领、大领或袖子过长的衣服,避免领边、袖边暴露于护士服外。衣兜内忌乱塞鼓满。

 知识链接

护士帽的象征

1928年第九届全国护士代表大会确定护士戴白色燕尾帽。它洁白、坚挺,两翼如飞燕状,所以称之为"燕尾帽"。护士帽是护理职业的象征,象征着护士崇高的使命。

如何区别医院护士的级别,目前尚无统一规定。依据医院采取的常规模式,可用护士帽加以区分。一般而言,护士帽有蓝色正面横条和蓝色侧面斜条两种。

三条正面蓝色横条是护理部主任,两条正面蓝色横条是科(总)护士长,一条正面蓝色横条是护士长。三条侧面蓝色斜条是主任护师,两条侧面蓝色斜条是主管护师,一条侧面蓝色斜条是护师。

2. 护士帽　护士帽有燕帽和圆帽两种,护士帽代表着护士被赋予神圣的使命,用无声的语言告诉患者:"我是一名专业护士"。戴护士帽的要求如下:

(1)燕帽

1)燕帽应平整无皱并能挺立,表面干净,无污渍、血渍。

2)戴燕帽,长发应将头发梳理整齐盘于枕后,用发卡、发网或头花固定,使前发不遮眉、后发不及衣领、侧发不掩耳(图4-1)。

短发者应将所有头发向后梳,两鬓头发梳至耳后,必要时可用小发卡固定。燕帽戴正、戴稳,高低适中,前沿距发际线4~5cm,帽后用白色发夹固定,保证低头或仰头时不脱落即可。发夹应尽量隐藏在燕帽两边夹角处,发夹不能显露于燕帽的正面。工作中的发饰应素雅庄重,宜采用与头发同色系的发饰,避免鲜艳夸张的发饰。

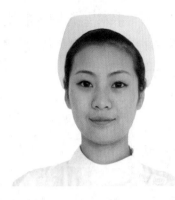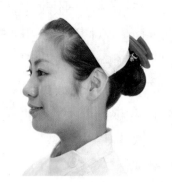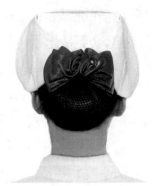

图 4-1　戴燕帽

（2）圆帽：圆帽是在护士无菌操作和保护性隔离时使用，一般为男护士，手术室、传染科及特殊科室的护士佩戴。

1）无论短发、长发，应全部遮在帽子里面，前至眉弓上方，后遮发际，确保前后左右都不外露头发。

2）边缝应置于脑后正中，边缘要整齐（图 4-2 和图 4-3）。

3. 口罩　护士进行无菌操作与隔离护理时必须戴口罩，应根据护士脸型大小和工作场所选择佩戴合适的口罩。

（1）口罩的戴法：首先将口罩端正地罩于鼻上，系带系于两耳或枕后，完全遮盖口鼻，四周无空隙。以吸气时口罩内形成负压为适宜松紧，达到有效防护（图 4-4）。

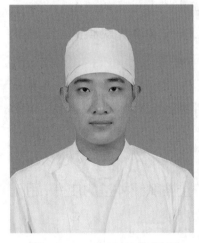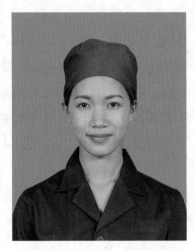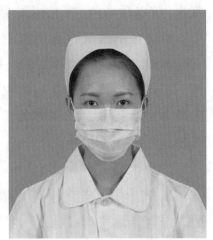

图 4-2　男护士戴圆帽　　　图 4-3　女护士戴圆帽　　　图 4-4　戴口罩

（2）戴口罩的注意事项

1）口罩应及时更换，保持洁净美观。护士不应戴有污渍或被污染的口罩，不能将口罩挂于胸前或装入不干净的口袋中。

2）不能将口罩戴到鼻孔下面、扯到颌下或吊在一侧耳朵上面。

4. 护士鞋　由于护理服务的工作性质，护士每天会在病区内不停地穿梭，一双舒适得体的护士鞋可以使脚部舒适、减轻疲劳，同时也能减少对患者休息的影响。护士鞋应款式简洁，软底、防滑，平底或矮坡跟，颜色以白色或乳白色为主，给人一种轻盈、舒适的感觉。护士鞋应经常清洗，保持洁白干净。病区内，禁止穿高跟鞋或走路时有声响的硬底鞋。

5. 护士袜　无论下身配穿工作裙或工作裤，都要穿护士袜，切不可光脚穿护士鞋。护士袜应以肉色或浅色为宜，与白色护士鞋协调一致。袜口不宜露在裙摆或裤脚的外面，夏季的护士裙应搭配长筒丝袜，不可使腿部皮肤裸露，丝袜如有破损要及时更换。

6. 饰品佩戴　护士在工作中佩戴饰物很容易成为医院内交叉感染的媒介，有划伤患者、划破手套、脱落污染的危险，不便于手部的清洁消毒。因此，护士上岗工作时的饰物佩戴要求如下：

（1）禁止佩戴手部饰品，包括戒指、手镯、手链等。

（2）不宜佩戴耳部饰品，包括耳环、耳坠等。

（3）不宜佩戴项链或挂坠，如需佩戴，只能戴于工作服以内，不可外露。

（4）不宜佩戴手表，需要时可佩戴胸表。

第三节　护士仪态礼仪

仪态是一个人精神面貌的外在体现，是人的体与形、动与静的结合，护士良好的仪态可增加患者对护士的信任感，使患者能更好地配合治疗和护理，促进患者的早日康复。

一、护士基本体态

护士基本体态包括手姿、站姿、行姿、坐姿、蹲姿等多方面。

（一）手姿
手姿又叫手势，是人的两只手及手臂所做的动作，手姿是体语中最丰富、最有表现力的举止。手姿所表达的语言含义称为手势语。

1. 基本的手姿

（1）垂放：是最基本的手姿。它主要有两种方式：一是，双手自然下垂，掌心向内，叠放或相握于腹前；二是双手自然下垂，掌心向内，女士拇指自然内收，男士虎口微张，分别放于大腿两侧。垂放的手姿主要用于站立之时，表达一种自然、平静的状态。

（2）背手：是双手伸到身后，双手相握，同时昂首挺胸，多见于站立、行走时。背手常常表达一种自信的心态，既可显示权威，又可镇定自己。

（3）持物：可单手也可双手拿放物品，五指并拢，持物手姿以稳妥、自然为原则。

2. 常见手势语

（1）握手：握手礼流行于许多国家，在交往时常用于见面、离别、祝贺或致谢的礼节，还可向对方表示鼓励、赞扬、致歉等。现代握手礼通常是先打招呼，然后相互握手，同时寒暄致意。握手礼仪讲究"尊者为先"的握手顺序，即应由主人、女士、长辈、身份或职位高者先伸手,客人、男士、晚辈、身份或职位低者方可与之相握。行握手礼正确的握手方法是:一般距离约一步左右,上身稍向前倾,伸出右手,四指齐并,拇指张开,双方伸出的手一握即可,时间一般以1~3秒为宜。

(2)挥手:主要是向人打招呼或者告别。挥手道别时身体站直,目视对方,手臂前伸,向左右两侧轻轻挥动。以双手道别时,则应将双手同时由外侧向内侧来回挥动。

(3)伴随引路:常用来引导、指示方向。引领者通常站在被引领者左前方约一臂远的距离,行进的速度要与同行者相协调,目光间断地与其交流,手臂向外展开,五指并拢,掌心向上,指向目标方向。在遇到楼梯、拐弯、台阶等情况时,用手势和话语适时提醒。在引领过程中与对方交谈或回答对方提问时,应将头部和上身同时转向对方。

(4)近距离提示:常用于请人签字或就座。上臂贴近身体,以肘部为轴,前臂与手指在同一直线上,掌心向上。掌心向上表示诚恳、谦逊之意。

(二)站姿

站姿是一种最基本的姿态。良好的站姿是动态美的基础,正确的站姿能给人以庄重大方、精力充沛的感觉,同时也能显示出一个人的自信。

1. 站姿的基本要求　头正、颈直、下颌微收、面带微笑、双目平视;挺胸、收腹、提臀、立腰;两臂自然放松下垂,双手自然弯曲,虎口朝前;两腿并拢,肌肉略有收缩感,两脚跟靠紧,脚尖自然分开,重心落于两脚掌中间。

2. 常见站立姿势　在基本站姿的基础上,护士可以通过变化脚和手的姿势来调整站姿,以减少拘谨,减轻疲惫。由于性别的差异,男士要求挺拔稳健,刚毅洒脱;女士则应优雅秀美,亭亭玉立。

(1)女护士的站姿

1)脚的姿势

a. 小八字步:身体直立,挺胸、收腹,双腿、双脚跟并拢,两脚尖分开呈V形,两脚尖张开的距离约为一拳,使身体重心穿过脊柱,落在两腿正中。

b. 丁字步:身体直立,前脚的脚跟靠在后脚内侧缘凹陷的部位,两脚互相垂直。

2)手的姿势:双手在腹前轻握,四指自然弯曲,手腕微微上扬,体现出护士的柔美与坚韧,适用于与患者沟通和交流(图4-5)。

(2)男护士的站姿

1)脚的姿势:①身体直立,双腿、双脚跟并拢,两脚尖分开呈V形,两脚尖张开约60°;②身体直立,双腿分开,两脚平行,与肩同宽,两脚间距离切忌超过肩宽。

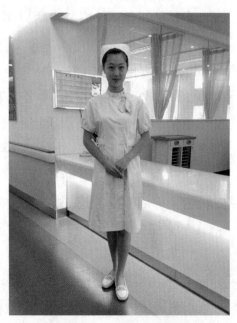

图4-5　女护士站姿

2）手的姿势：①双臂自然下垂，掌心向内，双手分别贴放于两边大腿外侧；②将右手握住左手腕部上方自然贴放于腹前；③双手背在身后相握贴于臀部。

（三）行姿

行姿是指人在行走的过程中所形成的姿势。它始终处于动态之中，体现人的动态之美和精神风貌。

1. 行姿的基本要求　优美的行姿应以正确的站姿为基础：抬头挺胸，下颌微收，两眼平视，表情自然；起步行走时，背部挺直，身体应稍向前倾，以大腿带动小腿，脚跟先着地；行进中双肩应保持平稳，双臂自然有节奏地摆动，摆动幅度以30°为宜；行走时脚尖前伸，不可向内或向外（即内八字步或外八字步），步幅均匀，每步距离约为一脚的长度。

2. 行走中的礼仪　根据社交礼仪规则，不论一个人独立行走还是多人同行，都应遵循一些基本的礼仪要求。此外，在不同的行走条件下还应遵守不同的具体要求：

（1）上下楼梯：上下楼梯均应右侧而行，单人行走，不宜多人并排行走。上下楼梯时，若为人带路，应走在前面，不应位居被引导者之后。与尊者、异性一起下楼梯时，若楼梯过陡，应主动行走在前，以防身后之人有闪失。上下楼梯时，要留心脚下，不宜进行交谈。不可站在楼梯上或转角处交谈，妨碍他人通过。上下楼梯时，要注意与身前、身后之人保持一定的距离，以防碰撞。此外，应注意上下楼梯时的姿势、速度，不管多着急，都不应在上下楼梯时推挤他人，或坐在楼梯扶手上快速下滑。

（2）进出电梯

1）注意安全：当电梯关门时，不要扒门或强行挤入。电梯人数超载时应主动走出。当电梯在升降途中因故暂停时，要耐心等候救援。

2）注意出入顺序：与不相识者同乘电梯，进入时要讲究先来后到，出来时则应由外向里依次而出，不可争先恐后。与熟人同乘电梯，尤其是与尊长、女士、客人同乘电梯时，应视电梯类别而定：若进入有人管理的电梯，应主动后进后出；若进入无人管理的电梯时，为了控制电梯应先进后出。

（3）通过走廊

1）单排行进：一般在走廊内行走时，应单排行走，防止因走廊的窄小影响行进速度。

2）右侧通行：遵守右侧通行规矩，这样即使有人从对面走来也互不相扰。若在通过仅容一人经过的走廊时，遇到有人迎面通过，则应侧身相让，请对方先通过。若对方先这样做了，勿忘向其道谢。

3）缓步轻行：因为走廊多连接房间，切勿快步奔走、大声喧哗，同时避免在拥挤处逗留。

（四）坐姿

1. 坐姿的基本要求　头部端正，目视前方；臀部只落座椅面的1/2～2/3，上身挺直，避免身体倚靠座位靠背；双手掌心向下，自然放于腿上，或放在身前的桌面上，或一左一右扶在座位两侧的扶手上；上身与大腿、大腿与小腿之间均呈直角，脚尖对向正前方或侧前方，双脚可以并拢、平行，也可一前一后。

2. 常见的几种坐姿

（1）正襟危坐式：又称最基本的坐姿，适用于正规的场合。要求上身与大腿、大腿与小腿、小腿与地面都应当成直角，双膝、双脚完全并拢。

（2）双腿叠放式：适合穿短裙子的女士或处于较高身份地位时采用，造型优雅、大方。将双腿完全上下交叠在一起，交叠后的两腿之间没有任何缝隙，犹如一条直线。双腿斜放于左或右一侧，斜放后的腿部与地面成45°，叠放在上的脚尖垂向地面。

（3）双腿斜放式：适用于穿裙子的女性在较低处就座使用。双膝先并拢，然后双脚向左或向右斜放，力求使斜放后的腿部与地面成45°。

（4）前伸后屈式：女性适用的一种优美的坐姿。要求大腿并紧之后，向前伸出一条腿，并将另一条腿屈后，两脚脚掌着地，双脚前后要保持在同一条直线上（图4-6）。

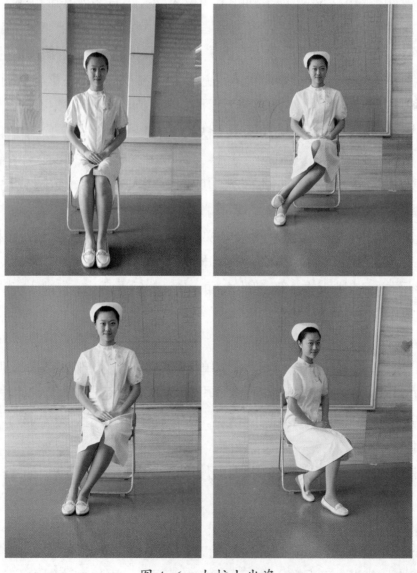

图4-6 女护士坐姿

52

3. 入座与离座

（1）入座

1）入座顺序：与他人一起入座一定要分清先后顺序，原则上优先尊长，即请尊长优先入座；如果为平辈者或同职务者可同时入座，切忌自己抢着入座。

2）入座方法：通常从椅子左侧跨向椅子正面，然后入座。特别是在正式场合一定要注意遵守规则，避免相邻者互相碰撞，造成尴尬局面。入座时应背对座位，如距离较远，可将右腿后移半步，待腿部接触到座位边缘后再轻轻入座。着裙装的女士在入座时用手背自上而下抚平裙摆，然后再轻轻坐下。

3）入座礼仪：入座时，如果有他人入座，应主动向对方打招呼；在公共场合，若想坐在别人身旁，还须征得对方同意。入座时切勿因推动座椅或身体重落而发出响声。

（2）离座：离开座椅时，身边如果有人在座，应该用语言或动作向对方先示意，随后再站起身来。注意先后：尊长可以先离座；双方身份相似时，可以同时起身离座。站起身后，应该从左侧离座。

（五）蹲姿

1. 蹲姿的基本要求　头正颈直，下颌微收，面带微笑。捡拾物品时，目光应注视物品。挺胸、收腹、提臀、立腰。下蹲过程中，着裙装的护士用手背抚平衣裙并顺势将裙摆放在大腿与小腿中间压紧，避免裙摆接触地面。下蹲时两脚分开约半步，前脚脚掌完全着地，小腿基本垂直于地面；后脚前脚掌着地，脚跟抬起，膝盖紧靠于前脚的小腿内侧，重心落在两脚之间。男士下蹲时，两膝分开约一拳为宜。

2. 常见的几种蹲姿

（1）高低式蹲姿：下蹲时右脚在前，左脚稍后。右脚应完全着地；左脚则应脚掌着地，脚跟提起。此刻左膝低于右膝，左膝内侧可靠于右小腿内侧，形成右膝高、左膝低的姿态。臀部向下，基本上用左腿支撑身体（图4-7）。下蹲时也可采用左脚在前、右脚稍后的高低式蹲姿。

男性在选用这一蹲姿时，两腿之间可有适当距离，工作中选用这种方式往往更为方便。

（2）交叉式蹲姿：下蹲时右脚在前，左脚在后，右小腿垂直于地面，全脚着地。右腿在上，左腿在下，二者交叉重叠；左膝由后下方伸向右侧，左脚跟抬起且脚掌着地；两脚前后靠近，合力支撑身体；上身略向前倾，臀部朝下。

交叉式蹲姿通常适用于女性，尤其是穿短裙时。它的特点是造型优美典雅，基本特征是蹲下后双腿交叉在一起。

3. 禁忌蹲姿

（1）下蹲时双腿平行叉开：公众场合显得极不文雅。

（2）下蹲时低头弯腰，臀部抬高：这种蹲姿不仅不够文雅，

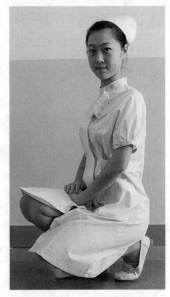

图4-7　女护士蹲姿

穿短裙时还有暴露隐私部位的危险。

（3）下蹲时正面或背面对着他人：在他人身边下蹲时，最好是和他人侧身相向。正面或者背面对着他人下蹲，通常都是不礼貌的。

二、护理工作中的体态礼仪

护士工作中的体态礼仪是指护士在护理工作中应当遵循的行为规范，包括开关门、推治疗车、端治疗盘、持病历夹等礼仪。护士工作中的行为姿态是护士美好形象的具体体现，能够显示出护理人员良好的职业修养。

（一）开关门礼仪

1. 开关门的基本要求　轻敲房门经对方允许后方可进入，进入房门后应侧身将门关好。出门时如果距房门较近可后退两步转身打开房门，如果较远可转身走到门口打开房门，再次转身使身体面向房间，轻轻关好房门离去。

2. 开关门的注意事项

（1）注意房门的开、关：不论是出房门还是入房门，都应用手轻开、轻关，不可任房门自由开关。

（2）注意面向：进门或出门时，如果有人在房内，应尽量面向房内之人，不要以背示之。

（3）坚持"患者先行"的原则，礼让患者。

（4）注意礼让：若出入房间时恰逢他人与自己方向相反出入房间，则应主动礼让。一般是房内之人先出，房外之人后入。倘若对方为尊长、女士、来宾，应对方优先。

（二）推治疗车礼仪

1. 推治疗车的基本要求　护士保持标准站姿位于车后，治疗车距身体前约 30cm，双手置扶手处，掌握方向，双臂均匀用力，重心在前臂，行走时上身略向前倾，步伐轻快平稳，防止物品掉落，推车转身时应人先转，车随人转（图 4-8）。

2. 推治疗车的注意事项

（1）推治疗车动作要轻，避免噪声。

（2）推车行走时注意观察车内物品，防止物品碰撞发出响声。推车入室前，将车停稳，用手轻轻开门，严禁用治疗车撞开房门，入室后立即关好门。

（3）护士推治疗车应注意安全并给人以美感。

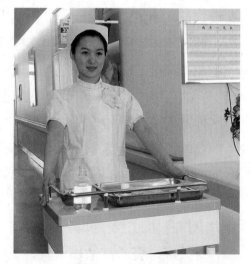

图 4-8　推治疗车

（三）端治疗盘礼仪

1. 端治疗盘的正确姿势　在站姿或行姿的基础上，上臂紧靠躯干，双肘靠近腰部，前臂与上臂成直角，身体距离盘边缘 3～5cm，双手托住治疗盘两侧边缘的中部，拇指在盘边缘以下，四指自然分开托住盘底，保持治疗盘重心平稳（图4-9）。

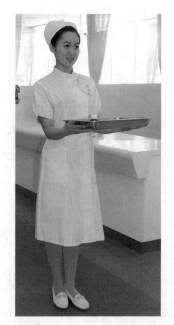

2. 端治疗盘的注意事项

（1）双手拇指不能触及治疗盘内面，边缘不可触及护士服。

（2）进出房门时，用肩部或肘部将门轻轻推开，不能用脚踢门。

（3）端治疗盘时不可倾斜，行走时应保持平稳。

（4）端治疗盘迎面遇到行人，应向侧方让开一步，请对方先行。

图4-9　端治疗盘

（四）持病历夹礼仪

头微抬，颈直，两肩平齐、外展放松，挺胸、收腹，两眼平视、目光平和自然，两腿略靠拢。持病历夹有两种方式，一种是手握病历夹边缘的中部，病例夹平面与身体纵向成45°，另一手自然下垂。另一种为手掌握病历夹边缘的中部，放在前臂内侧，持物的手贴近腰部，病历夹的上侧边缘略为内收（图4-10）。

1. 阅读或书写时　左手上臂和前臂成90°，将病历夹平稳托于前臂和左手上，右手协助轻扶病历夹或打开记录（图4-11）。

2. 行进中持病历夹　手掌握病历夹中部并自然下垂，使病历夹固定于手臂与身体中间，另一手臂自然摆动，步伐轻盈自然，小步前行（图4-12）。

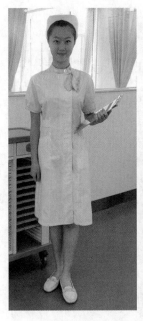

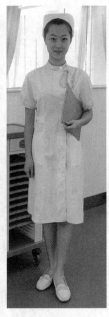

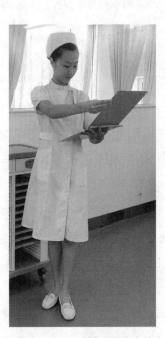

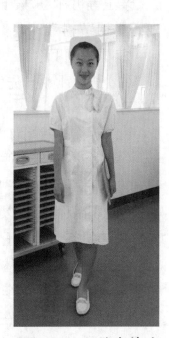

图4-10　站立持病历夹　　　图4-11　书写或阅读　　　图4-12　行进中持病
　　　　　　　　　　　　　　　　时持病历夹　　　　　　历夹

第四节　护士交往礼仪

护士交往礼仪要求护士在与他人交往中尊重、关心他人，使自己的言行、举止符合护理礼仪要求。护士学习必要的交往礼仪，对于建立和保持良好的护患关系、同事关系至关重要。护士的基本交往礼仪包括见面礼仪、通信礼仪等。

一、见面礼仪

（一）称谓

称谓指人们根据婚姻和社会关系，以及身份、职业等而建立起来的名称。称谓是社交礼节的一个组成部分，也是交往成功的重要环节。常用的称谓方式分国际通用称谓和国内通用称谓。

1. 国际通用称谓

（1）通称：国际上称谓不受年龄影响，通常称男性为先生；对已婚女性称夫人、太太或女士，未婚女性称小姐，对婚姻状况不清楚的女性泛称小姐或女士。

（2）职衔称谓：表示对人的尊重和爱戴。对高级官员一般称"阁下"，也可称职衔或"先生"；对有地位的女士可称"夫人"，对有高级官衔的女性也可称"阁下"；对其他官员可称其职衔或"先生""女士"等。对有明确职务者可称其职务、职称或学位。

（3）惯用称谓：对君主制或君主立宪制国家的国王、皇后，可称为"陛下"；公主、王子、亲王等可称为"殿下"；对有公、侯、伯、子、男等爵位的人，既可称其爵位，也可称其"阁下"和"先生"。

2. 国内通用称谓

（1）通称：除用"先生""女士""小姐"等国际通用称谓外，还可用"同志""同学""战友"等。

（2）敬称：在称谓对方时可用"您""尊""贵""令""贤""玉"等称谓。

（3）谦称：人际交往中为了体现谦虚、内敛、自省，称自己的住处为"寒舍"；在称谓自己或家人时可用"家父""家母""舍""小"等谦称。

（4）职衔称谓：是以他人的职衔作称谓。可在姓名后加职务，也可在姓氏后加职务或直接称其职务，例如"王××局长""李校长""厅长"等。

（5）职业称谓：可体现对对方的劳动技能和职业的尊重，可直接称其职业或在姓氏后加职业，例如"医生""李护士"等。

（6）姓名称谓：可在一般交际中应用此种称谓，可直称其全名，也可在姓氏前加"大""小""老"等，或称谓其名字，例如"马××""小张"等。

（7）亲属称谓：在非亲属交往中，为了体现亲近的关系，可用亲属称谓，例如"陈爷爷""丁奶奶""王姨"等。

（二）介绍

1. 自我介绍　　是在必要的社交场合,由自己担任介绍的主角将自己介绍给其他人,以使对方认识自己。一般情况下可简单地介绍,例如:"您好! 我叫王××。"当面对一些特殊场合,例如应聘、报告等,不仅需表达友好、尊敬并需进一步交流时,介绍的内容可包括姓名、籍贯、年龄、学历、爱好、特长、工作及职务等,同时加入谦语、敬词。在某些时候为了拉近彼此间的距离,介绍时可找出共同点,例如:"我叫李××,来自××省,我们可是老乡。"

2. 他人介绍　　又称第三者介绍,是经第三者为双方引见、介绍的一种介绍方式。做介绍的人一般是主人、朋友或公关人员,介绍的先后顺序应为:把男士介绍给女士,把晚辈介绍给长辈,把客人介绍给主人,把未婚者介绍给已婚者,把职位低者介绍给职位高者,把个人介绍给团体,把晚到者介绍给早到者。在口头表达时,先称呼长辈、职位高者、主人、女士、已婚者、先到场者,然后将被介绍者介绍出来,再介绍先称呼的一方。这种介绍顺序的特点是"尊者居后",以表示尊敬之意。

当介绍人为双方介绍后,被介绍人应向对方点头致意,或握手为礼,并以"您好""很高兴认识您"等友善的语句问候对方,表现出结识对方的诚意。介绍人介绍后,不要随即离开,应给双方交谈提示话题,可有选择地介绍双方的共同点,例如相似的经历、共同的爱好和相关的职业等,待双方进入话题后,再去招呼其他客人。当两位客人正在交谈时,切勿立即给其介绍别的人。

（三）鞠躬礼

行鞠躬礼时,视线由对方脸上落至自己的脚前约 1.5m 处即 15° 礼,脚前约 1m 处即 30° 礼。男性双手放在身体两侧,女性双手合起放在身体前面。鞠躬时必须伸直腰、脚跟靠拢、双脚尖处微微分开,目视对方,然后将伸直的腰背,由腰开始向前弯曲。鞠躬时,弯腰速度适中,之后抬头直腰,动作可慢慢做,这样令人感觉很舒服。鞠躬礼适用于一切交际、商务场合:①与熟人见面打招呼、介绍、握手等为表致意,可行 15° 礼;②迎送客人、商务活动时表敬意,可行 30° 礼;③重要活动、场合中为表深度尊崇、悔过,可行 60° 礼;④婚礼、追悼会、谢罪等表示最高礼节的三鞠躬,可行 90° 礼。

鞠躬时目光应向下看,表示一种谦恭的态度,不要一面鞠躬,一面试图看对方(图 4-13)。

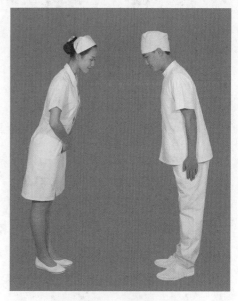

图 4-13　行鞠躬礼

（四）点头礼

点头礼，也就是颔首礼。点头礼适用的范围很广，路遇熟人，与熟人、朋友在会场、剧院、歌厅等不宜交谈之处见面，或是遇上多人而又无法一一问候之时，都可以点头致意。点头礼的做法是头部向下轻轻一点，同时面带笑容。注意不要反复点头不止，点头的幅度不宜过大。行点头礼时，最好摘下帽子，以示对对方的尊重。

（五）引导礼仪

工作中引导他人到达目的地应有正确的引导方法和引导姿态，在引导时要做到心到、手到、眼到、话到，做到规范引导，适时提醒。

（1）近距离提示：客人到达后，引导者应规范引导客人登记或就座。具体做法是在站姿基础上，行点头礼后，将手抬至一定高度，四指并拢，拇指微张，掌心向上，以肘为轴，朝一定方向伸出手臂，可同时说相关提示性语句（图4-14）。

（2）原地引导：在遇到他人问路时，需进行原地方向指引。具体做法是在站姿基础上，行点头礼后，将手抬至一定高度，四指并拢，拇指微张，掌心向上，以肘为轴，朝一定方向伸出手臂，眼看中指的延长线，同时说："请往这边走"。

（3）伴随引导：引导者应站在被引导者左前方进行引导，并随机得体地交谈。遇到灯光暗淡、拐弯之处，应及时提醒，例如提示"请左拐"，指引手势应明确地告诉患者正确的方向。在进行交谈时，头部、上身应转向对方（图4-15）。

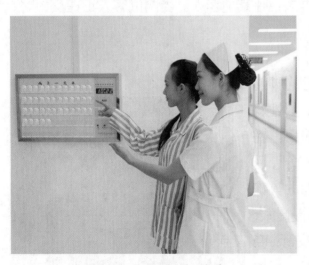
图4-14　近距离引导

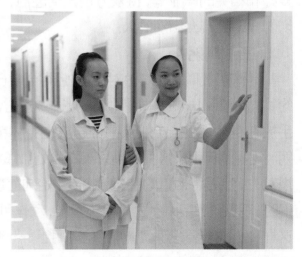
图4-15　伴随引导

（4）楼梯引导：引导他人上下楼梯时，引导者应在左前方，被引导者在后面。引导者应配合被引导者的步伐，以保证其安全（图4-16）。

（5）电梯引导：乘坐升降式电梯时，为确保被引导者的安全，引导者应先到电梯门口，控制电梯开关。出入有人控制的电梯的顺序：引导者后进后出，请客人先进先出；出入无人控制电梯的顺序：引导者先进后出，请客人后进先出。乘扶手式自动电梯时，尽量靠近右侧扶手，上电梯时，引导者居后；下电梯时，引导者在前（图4-17）。

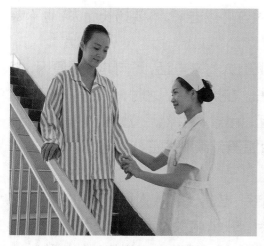

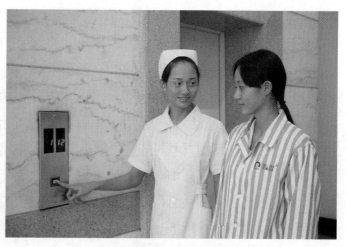

图 4-16　楼梯引导　　　　　　　　　　图 4-17　电梯引导

（6）进门引导：轻轻敲门，待对方允许后方可进入，引导者先行一步，先向室内人员点头致意，站在门旁，待客人进入，介绍完毕后，向后轻轻退一两步，再转身走出房间，保持较好的行姿，出门后与室内人员道别后再轻轻地把门带上。

二、通 信 礼 仪

（一）电话礼仪

1. 拨打电话礼仪

（1）通话时间：除有要事必须立即通知外，不要在他人的休息时间打电话，例如上午7点之前、晚上10点之后以及午休时间等。在用餐之时打电话，也不合适。给海外人士打电话，先要了解一下时差，不要不分昼夜、骚扰他人。

（2）通话长度：通话时间宁短勿长。在电话礼仪中掌握"3分钟原则"，即发话人要自觉地、有意识地将每次通话的长度，限定在3分钟之内。

（3）体谅对方：在开始通话时，先问一下对方，现在通话是否方便。倘若对方不方便，可约另外的时间。若通话时间较长，也要先征求一下对方意见，并在结束时略表歉意。

（4）语言文明：通话结束要使用"再见"，否则就会使终止通话显得有些突如其来，让自己的待人以礼有始无终。另外，要多使用"请""麻烦""劳驾""谢谢"等用语。

2. 接听电话礼仪

（1）接听及时：接听电话是否及时，反映一个人待人接物的真实态度。在电话礼仪中，有"铃响不过三"的原则。不要铃响许久，甚至响过几遍之后，才接听电话。不过，铃声才响过一次，就拿起听筒也显得操之过急。在正常情况下，不允许拒绝接听他人打来的电话，尤其是"如约而来"的电话。因特殊原因，致使铃响过久才接电话，须向发话人表示歉意，要先说"对不起"。

（2）应对谦和：拿起话筒后，即应主动介绍自己。在通话过程中，要谦恭友好、不卑不亢,不要拿腔拿调。当通话因故中断后,要等候对方再拨进来,不要扬长而去,也不要为此而责怪对方。

(3)主次分明:在会晤重要客人或举行会议期间有人打来电话,可向其说明原因,表示歉意,并再约一个具体时间,到时主动打电话过去。在接听电话之时,适逢另一个电话打了进来,可先对通话对象说明原因,请其勿挂电话、稍候片刻,然后立即接另一个电话,待接通之后,先请对方稍候或过一会儿再打进来,然后再继续刚才正打的电话。

3. 移动电话礼仪

(1)遵守公共秩序:不要在公共场合,尤其是楼梯、电梯、路口、人行道等人来人往之处,旁若无人地使用移动电话。必要时,例如重要会议期间,应关机或使之处于静音状态。

(2)自觉维护安全:不要在驾驶汽车时使用移动电话。不要在病房等处使用移动电话,避免发出的信号有碍治疗。

(3)方便他人为先:不要因为忘记交费而被停机,致使联络中断。更换移动电话号码之后,应尽早告诉办公室相关人员及主要交往对象,以保证彼此联络顺畅。工作时间,不要随便关机。

4. 使用电话的注意事项

(1)电话交谈时要注意声音清楚,音量适度。

(2)通话时要求双方语气平和,不卑不亢。

(3)通话内容主次分明,不谈与本意愿无关的话题。

(二)电子邮件礼仪

1. 电子邮件应当认真撰写　向他人发送的电子邮件,一定要精心构思、认真撰写。

(1)主题要明确:一个电子邮件,大都只有一个主题,并且往往需要在前注明。

(2)语言要流畅:电子邮件为便于阅读,以语言流畅为要。尽量别写生僻字、异体字。引用数据、资料时,则最好标明出处,以便收件人核对。

(3)内容要简洁:时间宝贵,所以电子邮件的内容应当简明扼要。

2. 电子邮件应当注意编码　编码的问题,是每一位电子邮件使用者均应予以注意的礼貌之事。当双方所采用的中文编码系统有所不同时,对方很有可能收到一封由乱字符所组成的"天书"。因此,在使用中文向其他国家和地区的人发出电子邮件时,必须同时用英文注明自己所使用的中文编码系统,以保证对方可以收到自己的邮件。

第五节　不同岗位护士礼仪

护理工作是专业、爱心和艺术相结合的具体体现,护士除了要掌握扎实的理论知识、精湛的护理技术之外,还要有丰富的人文科学知识、高尚的职业道德。不同工作岗位的护士应根据患者特点、疾病性质,按照护理工作礼仪要求,以最佳的精神风貌、端庄文雅的举止为每一位患者提供护理服务。

一、门诊护士礼仪

（一）门诊护理工作特点

门诊是医院的"窗口"，是患者与医务人员接触的第一个环节。门诊护士的精神面貌、工作态度、礼仪修养往往成为医院形象的"代言人"。门诊具有患者多、人流量大等特点，同时患者由于疾病不适、环境陌生往往出现焦虑、恐惧、悲观等负面情绪，护士应把握好与患者初次见面的时机，给患者留下美好的第一印象，这是建立良好护患关系的基础。因此，加强门诊护士礼仪、提高护士职业形象，是提高医疗护理质量的重要保证。

（二）门诊护士工作礼仪要求

1. 主动介绍、耐心解答　门诊工作是确保医院医疗服务各个环节紧密衔接的重要工作岗位。分诊护士是患者接触的第一位护士，分诊护士的形象素质及服务态度不仅代表医院的精神面貌，也直接影响患者及其家属的情绪。患者常以"求助者"的角色登门求医，尤其是首次就诊的患者，面对陌生的就诊环境，不知道怎样挂号、到哪个科去看医生，往往手足无措、心烦意乱，此时分诊护士应主动热情地向患者介绍医院的环境、就诊程序以及医生的基本情况，保证每一个患者都能得到快捷的服务。

2. 及时分诊、灵活安排就诊　分诊护士要灵活、合理地安排好初诊和复诊的患者。随时观察患者的病情，并根据病情和就诊时间合理安排就诊顺序，同时安抚焦急、烦躁情绪的患者。对病情较重的老弱患者或病情突然变化，例如高热、心慌气短、眩晕等患者，应立即安排提前就诊，并向其他候诊患者进行解释。

3. 热情服务、科学宣教　护士应主动热情询问患者是否需要帮助，如患者需要进行检查，应为患者合理安排各项检查次序及检查前的准备。如患者情况危急，可安排助理护士全程带领，并与相关科室联系好随时准备急救。如患者需要在门诊治疗，治疗护士不仅要具备娴熟的技能，还应有规范的职业礼仪。在实施护理措施中，要充分尊重患者，做好解释工作，并征求患者或家属的意见，在治疗过程中注意观察患者的反应，及时了解患者的接受情况。治疗结束时使用"谢谢您的配合""请您慢走"等礼貌性用语。在患者候诊过程中可根据患者需要采取不同形式的健康宣教，例如发放健康宣传册、播放健康宣传片等。

二、急诊护士礼仪

（一）急诊患者的心理特点

急诊患者多数起病急、病情重、发展快，多缺乏心理准备，从而出现紧张、焦虑甚至极度恐惧等情绪。当危重患者进入急诊室时，他们把每一丝生的希望都寄托在医护人员身上。因此，作为一名优秀的急诊护士，除了应具备高尚的思想品德、良好的心理素质和掌握精湛熟练的护理技术外，还应具备良好的礼仪修养。

（二）急诊抢救护士的工作礼仪

1. 沉着冷静、处置果断 急诊护士必须有"时间就是生命"的抢救意识，迅速实施紧急处理，例如测量生命体征、观察病情变化、止血、建立静脉输液通路、配血、进行心肺复苏等。在抢救过程中，始终保持急而不慌、忙而不乱、从容镇静。

2. 及时疏导、稳定情绪 急诊护士要针对患者的具体情况做好心理疏导，及时关心、体贴患者及其家属。与患者及其家属沟通时语言要把握分寸，陈述利害。善于运用面部表情、抚摸等非语言沟通技巧，使他们的情绪得到稳定。在抢救过程中，护士应随时向家属说明患者的病情变化，达到配合救治的目的。

3. 积极协调、团队合作 急救工作涉及多学科、多部门，急诊护士应以救治工作为中心，快速做好协调工作。在涉及多个科室的病情救治时，各科医护人员要紧密配合，团结协作。为保证抢正常进行，应指导患者家属及护送人员在急救室外和家属休息室等候，妥善处理与患者家属及护送人员的关系，从而获得他们对急诊救护工作的支持。

三、病房护士礼仪

病房是住院患者接受进一步检查、治疗、护理和医疗保健的场所。病房中的礼仪服务可以带给患者一个友善、安全、健康的文化氛围，可以使患者在住院期间能够安心地接受治疗和护理，提高护理质量。

（一）入出院工作礼仪

1. 迎接患者礼仪

（1）态度诚恳，主动迎接：患者来到病房时，护士应主动起身相迎、亲切问候，以缓解其紧张的心理和陌生环境带来的的压力。在迎接患者的过程中，护士要体现良好的仪表和仪态。

（2）平等尊重，热情介绍：患者住院希望得到尊重和重视，护士首先要一视同仁，不可存在偏见或轻视、冷落患者；与患者交流时注意礼貌性的称呼或问候，言谈有度。为减少患者因陌生环境而产生的紧张、焦虑，护士应做好入院介绍工作，主动介绍自己和患者的主治医生，例如："您好，我是您的责任护士，我叫×××，住院期间您有事情随时找我，您的主治医生是×××大夫，他一会儿来看您。"如果患者病情允许，可以介绍病区环境、医院的规章制度、住院须知以及设施等，例如护士站、卫生间、洗漱间、治疗室、家属的陪护时间等。介绍时要耐心、细致，语速不宜过快，内容不宜过多，尽量用礼貌用语，避免使用"不准……""必须……"等命令式语言。

（3）关心体贴，确保安全：护士在迎接患者的过程中应密切观察病情变化，并根据病情需要采取必要的安全措施，及时为患者提供贴心的服务；尤其是遇到突发情况时，应沉着冷静、举止稳重、行动迅速、处理及时，不引起患者恐慌。

2. 护送患者出院礼仪 患者通过治疗、护理恢复健康或因其他原因离开医院时，护士仍需按护理礼仪规范,与患者保持良好的护患关系,便于患者咨询和复诊等,同时也有利于维护医院和护士良好的职业形象。

(1)友好祝愿,诚恳致谢:护士通知患者或家属出院时间,予以真诚地祝贺,并感谢患者在住院期间对医院工作的支持和配合,诚恳地对自己工作中的不足表示歉意,希望患者或家属留下宝贵的意见。

(2)出院指导,细致入微:护士应细心观察患者的情绪变化,特别是对于自动出院的患者,应给予鼓励和安慰,以减轻因离开医院所产生的心理依赖、恐惧和焦虑。告知患者"按时服药""定期来医院复查",告知患者出院后会有定期随访,为患者提供力所能及的帮助和服务,表达出对患者的关心之情。

(3)出院道别,有礼有节:出院道别是护士对患者关爱的延续,临别的时候表达友好祝愿,是增进护患关系的良好时机。护士主动协助患者家属办理完出院手续,整理衣物,并将其送至门口、电梯口或车上,与患者礼貌道别。"祝贺您康复""请您多保重""请您慢走",并行握手礼或挥手告别。

(二)护理操作礼仪

护理操作中护士的言谈、举止、态度等往往会影响到患者对护理操作的接受程度和治疗、护理效果,护士应根据操作的具体要求、患者的特点、疾病的性质等提供有针对性的礼仪服务。

1. 操作前的礼仪

(1)目的明确、准备充分:操作前护士应充分了解患者的基本情况、健康状况,操作的目的、方法、注意事项,个人准备、环境要求,以及应急情况的处理等。

(2)仪表端庄、举止得体:操作前护士应保持仪容整洁、举止端庄,以便和患者及其家属建立良好的信任关系。护士进病房前先轻声敲门,再推门进入,并随手将门轻轻关好,不可用治疗车将门撞开或用脚踢开门。进入病房应微笑行点头礼,亲切、礼貌地与患者打招呼。

(3)言谈礼貌,解释合理:操作前的核对、解释不仅能确保患者准确、安全地接受治疗、护理,同时也可让患者了解本次操作的目的、需做的准备、操作过程中可能出现的情况,从而使其有效地配合操作。护士的语音、语速、语调、表达方式直接影响解释的效果及患者的合作程度。因此,护士在核对、解释时应称呼恰当、态度诚恳、语言温和、用词准确,内容简明扼要,表情亲切、自然,涉及患者隐私时,应与患者低声交流,使患者感到被尊重和理解。

2. 操作中的礼仪

(1)态度和蔼,平等尊重:在操作过程中,随时了解患者感受,与患者沟通时应采用商量的口吻,避免使用命令式语言,使患者感到被体贴、被尊重,建立起信任感,以取得患者最大程度的配合。及时解答患者提出的问题,对于患者的特殊要求,应根据实际情况为其提供帮助,如果不能满足,应及时给予反馈,并做好解释,不可因疾病歧视或训斥患者,更不能因社会地位、经济条件、兴趣爱好等对患者有亲疏或厚薄之分。

(2)保护隐私,移情换位:为患者隐私部位操作时,应注意环境是否适宜,必要时请无关人员暂时离开病房或用屏风遮挡,未经患者或家属同意,不得围观,保护患者的隐私。对于患者过激的语言和行为,应换位思考、主动沟通。对于急危重症患者,应做到从容镇静、敏锐果断。

(3)细致观察,适时指导:护理操作中要随时观察患者的反应,并根据患者的表现做相应的处理,若需患者配合应及时指导,并给予表扬和鼓励。

3. 操作后的礼仪

(1)诚恳致谢:操作后患者会有些疲劳感、不适感,往往会产生焦虑、疑惑。护士应以真诚的态度,告知患者这是一种正常反应,并对患者在操作过程中给予的配合和支持表示诚挚的谢意,同时征求患者及其家属的意见或建议。

(2)嘱咐安慰:操作结束时应询问患者的感受,观察患者的反应,交代注意事项,对于操作给患者带来的不适和顾虑给予适当的安慰和鼓励。

本章小结

本章较为系统地介绍了礼仪的概念、原则和作用,护士礼仪的概念、特征和作用,护士仪表、仪态礼仪的基本要求与规范,护士交往礼仪、不同岗位护士礼仪的规范等。通过学习和训练,应掌握护士仪容礼仪、工作服饰礼仪,仪态礼仪的要求,理解礼仪在生活和工作中的重要意义,树立将礼仪自觉内化为个人修养的理念,探讨作为护士应掌握的基本礼仪知识与技能,充分认识礼仪对于展示护士自身职业修养,赢得患者满意的重要作用和对护理工作发展的重要性。

(李夫艳)

 思考与练习

1. 简述礼仪的原则。
2. 护士礼仪的特征有哪些?
3. 简述护士工作着装原则。
4. 护士礼仪有哪些作用?

第五章 | 护士人际关系修养

05章 数字内容

学习目标

1. 具有尊重患者、与患者换位思考的意识,学会恰当地处理护理工作中的人际关系。
2. 掌握人际沟通的影响因素;护士非语言沟通的主要形式及其作用;护士与患者、患者家属的关系。
3. 熟悉人际关系的基本知识、影响因素及基本理论;语言沟通的基本知识、主要类型;非语言沟通的基本知识;护士与其他医护人员的关系。
4. 了解人际沟通的基本知识;护士非语言沟通的基本要求。
5. 熟练掌握护士语言和非语言沟通的技巧,进行有效的沟通。

第一节 人 际 关 系

在临床护理工作中,护士要建立良好的人际关系,才能更好地做好护理工作,发展护理事业,解决人际关系中的矛盾和冲突,减少医患矛盾,提高工作效率和社会对护士工作的认同、尊重。

一、人际关系的基本知识

(一)人际关系的概念

人际关系是指人们在社会生活中,通过相互认知、情感互动和交往行为所形成和发展起来的人与人之间的相互关系,包括亲属关系、朋友关系、同学关系、师生关系、护患关系、医患关系、战友关系、同事及领导与被领导关系等。

（二）人际关系的主要特点

1. 社会性　人是社会的产物，社会性是人的本质属性，是人际关系的基本特点。随着社会生产力的发展和科学技术的进步，人们的活动范围不断扩大、活动频率逐步增加、活动内容日趋丰富，人际关系的社会属性也不断增强。

2. 复杂性　人际关系的复杂性体现在两个方面：一方面人际关系是由多方面因素联系起来，且这些因素均处于不断变化的过程中；另一方面人际关系还具有高度个性化和以心理活动为基础的特点。因此，在人际交往过程中，由于人们交往的准则和目的不同，交往的结果可出现心理距离的拉近或疏远，情绪状态的积极或消极，交往过程中的冲突或和谐，评价态度的满意或不满意等复杂现象。

3. 多重性　多重性是指人际关系具有多因素和多角色的特点。每个人在社会交往中扮演着不同的角色。一个人相对于患者而言是护士角色，在丈夫面前是妻子角色，在孩子面前是母亲角色等。在扮演着各种角色的同时，又会因物质利益或精神因素导致角色的强化或弱化，这种包含多角色、多因素的状况，使人际关系具有多重性。

4. 多变性　多变性是指人际关系随着年龄、环境、条件的变化，不断发展、变化。

5. 目的性　目的性是指在人际关系的建立和发展过程中，均具有不同程度的目的性。随着市场经济的推进，人际关系的目的性更为突出。

（三）人际关系与人际沟通的关系

人际关系与人际沟通既有密切联系，又有一定区别。

1. 建立和发展人际关系是人际沟通的目的和结果，任何性质、任何类型的人际关系的形成都是人与人之间沟通的结果，而良好的人际关系也正是人际沟通的目的所在。也就是说，人际沟通是一切人际关系赖以建立和发展的前提，是形成、发展人际关系的根本途径。

2. 良好的人际关系是人际沟通的基础和条件，沟通双方关系融洽、和谐将保障沟通的顺利进行和其有效性。

3. 人际沟通和人际关系在研究侧重点上有所不同，人际沟通重点研究人与人之间联系的形式和程序；人际关系则重点研究在人与人沟通基础上形成的心理关系和情感关系。

二、人际关系的影响因素

（一）仪表

仪表是指人的外表，主要包括相貌、服饰、仪态、风度等。仪表可影响人们彼此间的吸引，从而影响人际关系的建立和发展。特别是在初次见面时，仪表因素在人际关系中占有重要地位，随着交往时间的增加，仪表因素的作用可逐渐减小。

（二）空间距离与交往频率

人与人之间的空间距离和交往频率均可影响人际关系的疏密程度。一般而言，人与人在空间距离上越近，交往的频率越高，双方更容易了解、熟悉，人际关系也更加密切。

（三）相似性与互补性

在人际交往过程中，双方的相似性和互补性可从不同的角度影响人际关系的建立和发展。一般而言，在教育水平、经济收入、籍贯、职业、社会地位、信仰、人生观、价值观等方面具有相似性的人们容易相互吸引，而在性格等方面，当交往双方的特点需要互补关系时，也会产生强烈的吸引力。

（四）个性品质

个性品质是影响人际关系的重要因素。优良的个性品质，例如正直、真诚、善良、热情、宽容、幽默、乐于助人等，更具有持久的人际吸引力。

三、人际关系的基本理论

（一）人际认知

认知是指人的认识活动，人际认知则是指个体推测与判断他人的心理状态、动机或意向的过程。个体与个体之间正是通过相互认知而实现情感互动的。人际认知包括对他人的仪态表情、心理状态、思想性格、人际关系等方面的认知。

（二）认知效应

心理学将人际认知方面具有一定规律性的相互作用称为人际认知效应。

1. 首因效应　首因效应亦称第一印象，是指人在与他人首次接触时，根据对方的仪表、打扮、风度、气质、言语、举止等所作出的综合性判断。日常生活中的第一印象或先入为主的效果，在社会认知过程中对人的认知具有极其重要的影响。社会心理学家研究证明，在第一印象中，外表是影响第一印象的主要因素，同时一个人在言谈举止中表现出的性格特征也在第一印象形成中起着重要作用。

2. 近因效应　近因效应是指在人际交往过程中，人们往往会比较重视新的信息，而相对忽略陈旧的信息。此种效应导致在人际认知中，最近或最后获得的信息往往会对总体印象产生最大影响。

3. 社会固定印象　社会固定印象也称刻板印象，是指某个社会文化环境对某一社会群体所形成的固定而概括的看法。例如社会的固定印象为精明的商人、文质彬彬的知识分子、温柔的女性等，一般社会固定印象往往不以直接经验为根据，也不以可靠的事实材料为依据，而是以习惯思维为基础形成固定的看法，这种固定的印象可导致对他人认知的偏差。

4. 晕轮效应　晕轮效应亦称光环效应，是指在人际交往过程中对一个人的某种人格特征形成印象后，以此来推测此人其他方面的特征，从而导致高估或低估对方。晕轮效应可以将对方的好印象向其他方面扩大、推广，高估对方；也可以将对方的不良印象向其他方面扩大、泛化，低估对方。

5. 先礼效应　先礼效应是指在人际交往过程中向对方提出批评意见或某种要求时，先以礼貌的语言行为开始，以便对方容易接受，从而达到自己的目的。先礼是一种让对方建立人际认知的过程，因为先礼体现善意和诚恳，便于对方接受批评、意见或要求。

6. 免疫效应　免疫效应是指当一个人已经接受并相信某种观点时，便会对相反的观点产生一定的抵抗力，即具有一定的"免疫力"。人是极其复杂的社会动物，其思想、心理状态处于不断变化之中。在人际交往与沟通过程中，掌握人际认知的规律性，合理应用人际认知效应，将有助于避免人际认知偏差，从而建立和发展良好的人际关系。在与人交往中，避免以貌取人。人与人的交往，需要在长期交往中不断深入观察，及时修正首因效应或第一印象产生的人际认知偏差。既要重视一个人过去的表现，又要重视其当前的表现；既要注重一个人一贯的表现，又要注重其近期的变化和进步；既要看到一个人的优点，又不能忽略其缺点。注重了解人的个性差异，注意在动态和发展中全面观察、认识。

（三）人际吸引的规律

1. 人际吸引　人际吸引是指人与人之间在感情方面相互接纳、喜欢和亲和的现象，即一个人对其他人所持有的积极态度。人际吸引是以情感为主导，并且以相互之间的肯定性评价为前提。

2. 人际吸引的规律　人际吸引既是有条件的，也是有规律可循的，其条件和规律可归纳为以下几个方面：

（1）相近吸引：相近吸引是指人们由于时间及空间上的接近而彼此产生的吸引。研究表明，在空间距离上的邻近可以增加人们交往、互动的机会，例如互相照顾、互相帮助、互相沟通信息等。从而，一方面增加人们之间的感情交流与联系，另一方面也增加了人们相互之间的熟悉程度。

（2）相似吸引：相似吸引是指人们彼此之间某些相似或一致性的特征，是导致相互吸引的重要原因。在日常生活中，人们持有相似的态度、信仰、价值观和兴趣，相似的学历、经历、职业和专业，相似的社会地位、经济条件，乃至相似的身体特征等，均可能成为相互吸引的条件和原因。

（3）相补吸引：相补吸引是指交往双方的需要，以及对对方的期望成为互补关系时，可以产生强烈的吸引力。相补吸引实际上是一种相互需要的满足，当双方可以以互补的方式满足对方需要时，可形成良好的人际关系。

（4）相悦吸引：相悦吸引是指在人际关系中能够使人感受到精神及心理上的愉快及满足的感觉。相悦是彼此建立良好人际关系的前提，主要表现为人际关系间情感上的相互接纳、肯定、赞同及接触上的频繁及接近。

（5）仪表吸引：仪表在一定程度上反映个体的内心世界，在人际吸引过程中具有重要的作用。仪表包含先天性素质及后天的获得性素质，例如身材及容貌属于先天性素质，而衣着、打扮、风度、气质则与后天的修养、文化及知识层次有关。

（6）敬仰性吸引：敬仰关系一般是指单方面对某人的某种特征的敬慕而产生的人际关系。

3. 人际吸引规律的应用策略　在人际交往过程中，为了促进人际关系的建立，应充分认识人际吸引的原理，掌握增进人际吸引的方法和策略。

（1）培养自身良好的个性品质。

（2）锻炼自身多方面的才能，克服人际交往的心理障碍。

（3）注重自身形象，给人以美感。

（4）缩短与对方的距离，增加交往的频率。

处理好人际关系的关键是要意识到他人的存在，理解他人的感受，既满足自己，又尊重别人。

 知识链接

文化休克

"文化休克"这个概念是1958年美国人类学家奥伯格提出来的，又称文化震惊。文化休克是指生活在某一文化环境中的人初次进入到另一种文化环境（如进入不同民族、社会群体、地区甚至国家）时所产生的思想混合与精神紧张综合征。它表现为生理、心理、情感三方面的反应，常见的情绪有迷失、焦虑、排斥、恐惧、沮丧、绝望等。文化休克大致分为四个阶段：蜜月阶段、沮丧（或敌意）阶段、恢复调整阶段和适应阶段。

大量临床实践表明，患者住院时会产生一系列不适应、不习惯，甚至会产生恐惧心理，表现出典型的文化休克现象。文化休克是影响诊断治疗与护理的重要因素。

第二节　人际沟通

护理人际关系是护士工作过程中所形成的多种网络人际关系的总和。现代护理服务以护理对象的健康为中心，在这个过程中，护士是唯一能为服务对象提供全程、整体服务的人员。他们需要随时为服务对象的安全及健康承担各种责任，并需要与医疗机构中的各种人员配合协调，建立良好的沟通网络及人际关系，已达到为服务对象提供高质量健康服务的目的。

一、人际沟通的基本知识

（一）人际沟通的概念

沟通是人们通过信息进行社会互相作用的过程。人际沟通是沟通的一个领域，人际沟通是指人们为了一个设定的目标,把思想、信息、情感在个人或群体之间传递并达成一个共同协议的过程。在人们沟通的过程中,不仅仅是单纯的信息交流,也是思想和情感的渗透、理解。

(二)人际沟通的类型

1. 语言沟通　语言沟通是指用语言符号(说的字词、书写的字词)系统进行的信息交流,包括口语和书面语的沟通。

2. 非语言沟通　非语言沟通是指用非语言符号系统进行的信息、情感和思想的交流,包括表情、目光、身体姿势、距离、时间、触摸、环境等。

(三)人际沟通在护理工作中的作用

1. 连接作用　沟通是人与人之间传递观念、知识、情感、思想的主要桥梁,在建立和维持人际关系中起到重要作用。在护理工作中,沟通同样是护士与医务工作者、患者之间情感连接的主要纽带。

2. 保健作用　沟通可以加深积极的情感体验,减弱消极的情感体验。通过沟通,患者之间可以相互诉说各自的喜怒哀乐,从而增进彼此之间情感交流,增进亲密感及个人的安全感;通过沟通,患者可以向护士倾诉,以保持心理平衡,促进身心健康。

3. 调节作用　通过提供信息,沟通可增进人们之间的理解,调控人们的行为。护士通过与服务对象的有效沟通,可帮助护理对象掌握相关的健康知识,正确对待健康和疾病问题,建立健康的生活方式和遵医行为。

二、人际沟通的影响因素

在人际沟通的过程中,主要影响因素包括环境因素和个人因素。

(一)环境因素

1. 噪声　嘈杂的环境将影响沟通的顺利进行。在沟通过程中,环境中的喧哗声、电话声、车辆声、谈笑声等与沟通无关的噪声均会分散沟通者的注意力,干扰沟通信息的传递。因此,安静的环境是保证沟通效果的重要条件之一。

2. 距离　沟通者之间的距离不仅会影响沟通者的参与程度,还会影响沟通过程中的气氛。一般而言,沟通者之间较近的距离容易形成亲密、融洽、合作的气氛,而较远的距离则易形成防御甚至敌对的气氛。

3. 隐秘性　当沟通内容涉及个人隐私时,若有其他无关人员在场,例如同事、朋友、亲友等,将会影响沟通的深度和效果。因此,沟通者应特别注意环境的隐秘性,有条件时,最好选择无其他人员在场的环境;无条件时,应注意降低音量,避免让他人听到。

(二)个人因素

1. 生理因素　沟通者的生理因素包括永久性生理缺陷和暂时性生理不适,均可影响沟通的有效性。永久性生理缺陷者的沟通能力将长期受到影响,需采用特殊的沟通方式；暂时性生理不适会暂时影响沟通的有效性，当生理不适得到控制或消失后，沟通可以正常进行。

2. 心理因素　在沟通的过程中，人们的心情常常会影响到沟通。一般情况下，在心情好时易于沟通，心情不好时难于沟通。一个热情、直爽、健谈、开朗、大方、善解人意的人更容易与他人沟通；而冷漠、拘谨、内向、固执、孤僻、以自我为中心的人很难与他人沟通。真心、诚恳的态度有助于沟通的顺利进行，而缺乏实事求是的态度可导致沟通障碍。

3. 文化因素　不同文化背景的人，其沟通方式也不同，这很容易使沟通双方产生误解，造成沟通障碍。

4. 语言因素　沟通者的语音、语法、语义、语构、措辞、语言的表达方式及接受者的理解，均会影响沟通的效果。

第三节　语言沟通

语言能治病也能致病。恰当的语言可以增进彼此的沟通，达到心理上的融洽，打开患者的心灵窗户，使患者倾诉自己的不适和隐私，提供有利线索，便于很快地诊断病情、及时治疗，防止漏诊，起到事半功倍的效果。

一、语言沟通的基本知识

（一）语言沟通的类型及概念

1. 口语沟通　口语沟通是指人们利用有声的自然语言符号系统，通过口述和听觉来实现沟通，也就是人与人之间通过对话来交流思想、信息、情感。

2. 书面语言沟通　书面语言沟通是指人们凭借文字来分享信息、思想和情感的过程。其过程是通过写作去传递信息，通过阅读来接受信息的过程。

（二）护患语言沟通的原则

1. 目标性　护患之间的语言沟通是一种有意识、有目标的沟通活动。护士向患者询问、说明或提要求，均应做到目标明确、有的放矢，达到沟通的目的。

2. 规范性　无论与患者进行口语沟通还是书面语言沟通，护士都要做到用词准确，语法规范、精炼，要有系统性和逻辑性。

3. 尊重性　尊重是确保沟通顺利进行的首要原则。在护患沟通过程中，护士要尊重患者，平等待人，不盛气凌人、不伤害患者的尊严，更不能侮辱患者的人格。

4. 治疗性　在护患沟通的过程中，护士的语言可以起到辅助治疗、促进康复的作用，也可以产生扰乱患者情绪、加重病情的状况。因此，护士和患者说话要慎重，避免使用刺激性语言伤害患者。

5. 情感性　在护患语言沟通的过程中，护士要以真心诚意的态度，从爱心出发，耐心地与患者交流情感，态度谦和、语言文雅、语音亲切。

6. 艺术性　艺术性的语言沟通不仅能拉近护患间的距离，还可以化解医患、护患间的矛盾。因此，护士应注意自身语言修养，注重语言沟通的艺术性。

二、护士语言沟通的主要类型

口语沟通与书面语言沟通是护士语言沟通的主要类型，其中交谈是护理工作中最主要的口语沟通形式。

（一）个别交谈与小组交谈

1. 个别交谈　个别交谈是指在特定环境中，两个人之间一对一的信息交流过程。在交流过程中，双方可阐明个人的看法，充分地交换意见。

2. 小组交谈　小组交谈是指两个人以上的群体之间的交谈。为了保证效果，小组交谈最好有人组织，主题明确、目的较强。例如护士对患者进行健康宣教、科室内的病例讨论。小组交谈也可以是无意形成的小组，这种小组交谈可以没有主题，一般根据交谈当时的场景提出交谈内容。例如医生和患者交代病情的谈话。参与人员的数量最好控制在3～7人，最多不超过20人。

（二）面对面交谈与非面对面交谈

1. 面对面交谈　交谈双方同处一个空间，均在彼此视觉范围内，可以借助表情、手势等肢体语言帮助表达观点和意见，使双方的信息表达和接受更加准确。护患交谈多采用此种形式。

2. 非面对面交谈　随着现代科学技术的快速发展，人们可以通过电话、互联网等非面对面方式进行交谈。在非面对面交谈时，交谈双方可不受空间和地域的限制，也可以避免面对面交谈时可能发生的尴尬场面，使交谈双方心情更加放松、话题更加自由，但会使信息交流的准确性受到影响。

（三）一般性交谈与治疗性交谈

1. 一般性交谈　一般用于解决一些个人或家庭的问题，交谈的内容比较广泛，一般不涉及健康与疾病问题。

2. 治疗性交谈　为了帮助患者进行身心调适，为患者提供健康服务。在治疗性交谈中，要以患者为中心，在医疗机构等特定的场所进行，交谈的内容是与患者健康有关的信息，最终要为患者确定护理问题，进行健康指导。护患之间的交谈多为治疗性交谈。

（四）护士常用的语言交谈

1. 指导性交谈　指当患者不具备医学知识或者缺乏医学知识时，护士将与疾病和健康保健知识有关的内容传授给患者，方便其配合医护人员的工作，以达到治疗目的的一种语言交流。

2. 解释性交谈　指当患者或患者家属提出各种问题时，护士应根据患者的具体情况，给予恰当到位的解释。另外，在患者或患者家属对医护人员或医院有意见时，护士更应该及时予以解释，以减少或避免护患纠纷的发生。

3. 劝说性交谈　指当患者行为不当时，护士采用的一种语言交流方式。例如，当发现患者在病房内吸烟时，采用劝说性的语言比命令、斥责语言更能让患者接受，能起到较好的劝解效果。

4. 鼓励性交谈　指护士通过交流，帮助患者增强信心的一种语言表达方式。鼓励性语言交谈常用于病情较重或预后较差的患者，护士要根据患者的情况，帮助他们树立信心，放下包袱，积极配合治疗。

5. 疏导性交谈　主要用于心理性疾患的患者。护士在工作中使用疏导性的语言交流，能使患者倾吐心中的苦闷和忧郁，这是治疗心理障碍的一种有效手段。

6. 安慰性交谈　是一种使人心情安适的语言沟通方式。护士对患者使用安慰性语言，易于护患间产生情感的共鸣，进而稳定患者的情绪，帮助患者克服困难，树立战胜疾病的信心，有利于患者的康复治疗。

7. 暗示性交谈　暗示是一种普遍存在的心理现象。护士恰当地运用暗示有助于改善患者的心理状态，帮助患者树立战胜疾病的信心，对患者的治疗和康复能起到较好的效果。

三、护患语言沟通的技巧

为了保证护患语言沟通的顺利进行，确保其效果，护士可根据具体情况适时、适度地运用人际沟通技巧。

（一）沟通态度技巧

1. 尊重患者　尊重是开启沟通之门的钥匙。尊重就是指对交谈对象的接纳，能容忍对方不同的观点、习惯等。尊重患者不仅是一个人的社会美德，也是护患沟通的重要技巧。"爱人者，人恒爱之；敬人者，人恒敬之"。在护患沟通的过程中，从语言的表现形式、体态语等多方面体现出尊重患者的态度。

2. 精力集中　护士在与患者或其他人沟通时，要保持高度的注意力，使沟通能有效地进行。例如在沟通时保持注意力高度集中，眼睛平视对方，身体稍微倾向患者，在恰当的时候用言语或点头回应患者的问题，以表明护士对患者的同情、理解，并且不要同时做其他事情。

3. 真诚关怀　用真诚来体现对患者的关怀，要求护士在工作中设身处地地替患者考虑问题，同时向患者表示真诚的关怀。要做到这一点，关键是要把握好关怀的度。不及，患者会认为护士没有关注自己的病情；太过，患者又会觉得护士不真诚。

4. 控制自我　在护患沟通过程中，认真倾听并鼓励患者倾诉自己的感受，让患者知道护士可以从述说中了解他的病情。即使是熟悉的患者,当他陈述时,护士也不能流露出自己其他的情绪,否则患者会认为护士不关注他的病情,降低对护士的信任程度。

(二)言谈沟通技巧

1. 倾听　倾听是指全神贯注地接受和感受交谈对象发出的全部信息(包括语言信息和非语言信息),并作出全面的理解。倾听将伴随整个交谈过程,是获取信息的重要渠道。在护患交谈过程中,护士应特别注意以下几点:

(1)了解谈话对象:在护患沟通中,护士要了解患者疾病发生发展的过程,这样才能在倾听中有的放矢,获取应有的信息,发现患者疾病的新情况。

(2)善于控制情绪:因患者性格不同,说话习惯相异。护士情绪不能急躁,应先耐心听患者把话讲完,不清楚的内容等患者讲完后再询问核实。

(3)注意力集中:与患者交谈,应把注意力集中在说话者身上,这既表达了对对方的尊重,还提高了倾听信息的准确性和完整性。注意力集中,是倾听者最根本的能力。

2. 核实　核实是一种反馈机制,既可以确保护士接受信息的准确性,也可以使患者感受到自己的谈话得到护士的重视。

护士可通过重述、澄清两种方式进行核实:

(1)重述:重述包括护士重述和患者重述两种情况,其一,护士将患者的话重复一遍,待患者确认后再继续交谈;其二,护士可以请求患者将说过的话重述一遍,待护士确认自己没有听错后再继续交谈。重述时护士应注意适当移情,避免机械化。

(2)澄清:澄清是护士根据自己的理解,将患者一些模棱两可、含糊不清或不完整的陈述描述清楚,与患者进行核实,从而确保信息的准确性。例如"我想您要表达的意思是……"

3. 提问　提问是收集信息和核对信息的重要方式,也是确保交谈围绕主题持续进行的基本方法。为了保证提问的有效性,护士可根据具体情况采用下列方式提问:

(1)开放式提问:即问题的回答没有范围限制,患者可根据自己的感受、观点自由回答,护士可从中了解患者的真实想法和感受。例如"接受了新的治疗方法,你的感觉怎么样?"开放式提问的优点是有利于护士掌握患者的真实意见和观点,患者也能更好地发挥主观能动性、有较多的主动权。护士可获得更多、更可靠、更真实的第一手资料,便于护士有的放矢地护理患者,避免盲目性;其缺点是耗费时间。

(2)封闭式提问:是将问题限制在特定的范围内,患者回答问题的选择性很小,例如:"您今天吃药了吗?""头还痛吗?"可以通过简单的"是""不是"回答。封闭式提问的优点是省时,单位时间内获得的信息量大,但由于提问方式的限制而难以获得更全面的信息。其缺点是护士占主动地位,患者被动回答问题,缺乏自主性,且有很强的暗示性。

4. 阐释　即阐述并解释。通常情况下,患者的疑虑较多,需要护士解答他们的问题,这就要求护士具有一定的阐释技巧。阐释的基本原则包括:

(1)解释患者疑惑不解的问题,减轻患者疑虑。

（2）操作前、中、后进行解释。

（3）针对现存问题进行健康教育。

（4）保持语言的朴素，避免不严格的推测。

（5）表示自己的提议并不是绝对的。

（6）征求交谈对方对自己阐释的反应。

5. 移情　在护患交谈过程中，从患者的角度理解、体验其真情实感。给予对方充分的理解，从对方的观念体系出发，设身处地地体验对方的内心世界，以准确的语言表达对对方内心体验的理解。

6. 沉默　沉默是一种交谈技巧。在倾听过程中，护士可以通过沉默起到以下作用：

（1）给患者时间考虑他的想法和回顾他所需要的信息。

（2）使患者感到护士是真正用心在听。

（3）给护士时间组织问题并记录资料。

（4）给护士时间观察患者的非语言行为。

（5）在患者遭遇情绪打击时，允许其宣泄。

沉默应控制在短时间内，否则就是"冷场"。在适当的时候，护士需要打破沉默。例如："您是不是还想说什么？如果没有的话，我想我们可以探讨其他问题了。"

7. 鼓励　在交谈过程中，护士应适时对患者进行鼓励、关注、赞同，患者会产生更多的快乐、更强的自尊和自信，从而配合治疗，促进康复。例如："这几天您精神多了，真为您高兴"，可以激发患者战胜疾病的信心。

除此以外，护士还可用语音、语调、语气、语速等言语技巧来表情达意。护患人际沟通中，护士轻柔的语调表达柔和、亲切、关爱的感情色彩，让患者感受到温暖。亲切的语气传递出对患者的同情、体贴、关爱，温暖患者的心怀。同时也要注意自己讲话时的速度，语速太快，显得护士与患者交谈仅仅是为了完成任务、敷衍了事，还会让患者听不明白。语气生硬，患者会不愿和护士沟通，贻误治疗，甚至引发患者向医院有关部门投诉，给护士带来不利影响。

（三）解决冲突技巧

现实中的护患人际冲突是多种多样的，对冲突的处理也不可采用单一对策。根据对患者平等、尊重、负责、真诚、理解的原则，要针对不同的冲突内容与程度，进行相应的冲突对策选择。

1. 管理者对冲突对策的选择　护理管理者处理冲突的关键在于"缓解"，可视情况选择对策。

（1）回避、冷处理：这种方法，适用于双方情绪过于激动，或采取行动所带来的后果将超过直接解决获得的利益时，回避是一种理智的对策。

（2）强制：当护士遇到重大情况，需紧急处理控制局势而不需顾及他人意见时，可采用强制措施。

（3）迁就忍让：当冲突的沟通不重要或要树立宽容的形象时，可采用这一对策。

（4）折中：时间要求过紧时，可作为一个权宜之计。

（5）合作：这是一种在没有时间压力，双方希望互利，问题重要而不宜妥协时，可采用的一种理想的冲突解决对策。

2. 护士对冲突对策的选择　发生护患冲突的原因是多方面的，护士的不良心理情绪是其中之一。对于护士，提出以下相关的对策：

（1）加强角色意识：护士要了解住院患者的生理、心理、社会需要，尽量满足患者的各种需求，尊重患者的人格，维护患者的权益，取得患者的信任，圆满完成护理工作。

（2）丰富护理知识：护士既要以本专业的基础理论为深度，又要以相关学科为广度，使知识系统化、现代化，改变传统的护理观念，丰富现代护理知识，加强自身从事护理职业的责任感。

（3）培养自控能力：培养积极的情绪和情感，增强护士控制和调节情绪的能力以及社会适应能力，养成豁达开朗的性格，努力营造一种团结协调的人际关系。

（四）书面语言沟通技巧

书面语言沟通是指护士用书写和阅读的方式与患者、其他护士进行的沟通。例如出入院通知、健康教育计划、评估、护理病历、护理记录等，都是护理书面语言沟通的具体形式。它广泛地存在于护理工作的各个环节，而且便于保存。护士要提高书写能力，掌握书面沟通的技巧，护士书面沟通的技巧主要有以下两种：

1. 汉字书写规范　书写规范是指不写错别字，不写繁体字，不写异体字，不写生造字。书写过程中出现错字时，护士应当用同色双线画在错字上以示删除（让他人清楚地看出原来写的是什么字），并注明修改时间，修改人签名。不得采用刮、粘、涂等方法掩盖或去除原来的字迹。书写规范还包括正确使用标点符号。

2. 书写内容要求　书写内容中对病情变化记录有衔接，要抓住主要症状和临床特征，对主诉进行分析检查，还要对患者的心理状况加以观察并记录。现在很多书写内容，如患者住院的情况、疾病症状、体征、饮食状况及心理状况等各种信息，主要是用表格的形式书写，例如《体温单》《护理记录单》《病危通知单》等。护士在表述时，应该正确理解各个项目的内涵，内容必须及时、准确、客观、真实、完整，应简明扼要、重点突出、语句通顺。一般使用中文和医学术语，也可使用通用的外文缩写。无正式中文译名的病症、体征、疾病名称等可以使用外文。

第四节　非语言沟通

对于护理工作者，了解非语言沟通的相关知识，有助于在护患沟通过程中将自己的非语言符号传达给对方，同时，也能通过细致地观察患者的非语言行为，体会其所要表达的真实感受，从而加强护患之间的有效沟通。

一、非语言沟通的基本知识

（一）非语言沟通的概念

非语言沟通是借助非语言符号，如人的仪表、服饰、动作、表情、距离、环境、触摸等，以非自然语言为载体所进行的信息传递。非语言沟通是语言沟通的自然流露和重要补充，能够使沟通信息的含义更加明确、圆满。

（二）非语言沟通的特点

1. 真实性　非语言符号能够表露、传递信息的真实意思。一般认为，非语言行为比语言行为更真实。

2. 广泛性　非语言沟通的运用是极为广泛的。人类的非语言符号虽有较强的民族性，但又有一定的共性，基本的非语言符号能被不同语言、不同文化背景的人们所接受，并能译解出一致或接近的含义。

3. 持续性　非语言沟通是一个持续的过程。在一个互动的环境中，自始至终都有非语言载体在自觉或不自觉地传递信息。一般而言，从沟通开始，双方的仪表、举止就传递出相关的信息，双方的距离、表情、身体动作就显示着各种特定的关系。

4. 情景性　在不同的情景中，相同的非语言符号可表示不同的含义。例如，在不同的情景下，流泪既可表达悲痛、生气、委屈的情感，也可以表达幸福、兴奋、感激、满足的情感。

二、护士非语言沟通的主要形式及其作用

在护患沟通过程中，护士主要使用的非语言沟通形式包括仪表、目光、微笑、空间、距离、触摸、环境、时间控制及各种举止行为。

（一）仪表

仪表通常是指人的外表，包括仪容、服饰等，是人际交往中的一种无声语言，是一种无形的名片。人们可以通过仪容服饰表现自己，了解他人。医护人员可以通过职业仪表展示医学专业独特的艺术美。在医疗工作中，医护人员得体、规范的仪表，会为患者带来心理上的安全感，也是医护人员尊重患者的表现。

（二）目光

目光是人际沟通中的一个重要载体。目光就像一面聚集镜，凝聚着一个人的神韵和气质，人的一切情绪和态度变化都能从眼睛里表现出来。"眼睛是心灵的窗口"，人们可以控制自己的语言，但无法控制自己的目光。因此，医护人员应善于通过患者的目光来判断患者的心情。

（三）微笑

微笑是一种最常用、最自然、最容易为对方接受的面部表情，是人内心世界的反映和礼貌的象征。微笑可以展示出温馨、亲切的表情，有效缩短患者和医护人员间的距离，可以给对方留下美好的第一印象，是护患关系的润滑剂，是缓解医患矛盾、减轻患者及其家属心理负担的有效方式。

（四）空间、距离

1. 空间　对患者要尊重，要使他们拥有活动的空间，不要触及个人的物品和隐私。患者在医院这个特殊环境中，难免会感到压抑，不仅期盼得到及时的诊断、有效的治疗，而且还需要在生活中与他人进行交流和联系。如果护士无视患者的个人空间，或者侵犯了患者的隐私权，便会使患者对医院感到厌倦。所以要给患者一定的自主权，允许他们在属于自己的空间领域里自由活动、自主决策。还要掌握患者的个性特征，对直接或间接影响个人空间的一些活动，要及时给予必要的说明和解释，如发药、注射、体格检查、手术、换药、导尿、灌肠等。尤其是在大病房，患者的个人空间很小，操作之前给予说明、解释，用屏风遮挡或用被单遮盖裸露的身躯，让其他陪护人员或探视人员暂时回避等，可以把患者隐私暴露的程度尽量降低。

2. 距离　人与人之间在进行交往时通常保持一定的距离，这种距离受到个体之间由于相容关系不同而产生的情感距离的影响。护患之间的交往距离包括：

（1）亲密距离：护患之间保持在 0.5m 以内。例如体温、脉搏、呼吸、血压的测量，皮肤护理、口腔护理，鼻饲、灌肠、导尿，观察病情等。

（2）私人距离：护患之间保持在 0.5~1.2m。在与患者的交谈中，使用这种距离双方更容易接受、感到自然，这是护患交往较为理想的人际距离，有利于更好地收集病情资料。

（3）社交距离：护患之间保持在 1.2~3.6m。例如小型会议、交接班、会诊、护患座谈会等，多采取这种距离。

（4）公众距离：护患之间保持在 3.6m 之外。例如护士对患者进行健康教育、疾病的预防知识讲座等。

（五）触摸

触摸是非语言沟通的一种特殊形式，包括抚摸、握手、拥抱、搀扶、按摩等。

1. 触摸的作用　触摸有利于传递各种信息。触摸传递的信息有时是其他沟通形式所不能替代的。例如护士触摸高热患者的额部，传递的是护士对患者的关心和对工作负责的信息。

2. 触摸在护理工作中的应用

（1）健康评估：护士在对患者进行健康评估时，常采用触摸方式，例如护士触摸腹痛患者的腹部，了解是否有压痛、反跳痛、肌紧张等。

（2）给予心理支持：触摸是一种无声的安慰和重要的心理支持方式，可以传递关心、理解、体贴、安慰等。产妇分娩时，护士抚摸产妇的腹部或握住产妇的手，产妇会感到安慰,甚至感觉疼痛减轻。

（3）辅助疗法：有关研究发现,触摸可以减轻因焦虑、紧张而加重的疼痛,具有一定的辅助治疗作用。

3. 注意事项

（1）根据情景、场合等不同的实际情况,采取不同的触摸方式。

（2）根据患者性别、年龄、病情等特点,采取患者易于接受的触摸方式。

（3）根据沟通双方关系的程度,选择恰当的触摸方式。

（六）环境

整洁、优雅的环境会让人精神放松,有益于身心健康。无论规模大小,医院都应创造具有人情味的、优美的、舒适的环境。按常规对供应室、手术室、产房、口腔科、换药室、检验科等部门的空气和物体表面,医务人员的手,使用中的消毒剂,压力蒸汽灭菌等项目,在消毒后、诊疗前进行监测,也是在为患者尽快康复创造良好的环境。

（七）时间控制

时间本身不具有语言的功能,也不能传递信息,但是人们对时间的掌握和控制,却能在人际沟通中表示一定的意义。

1. 掌握时间能传递相关的信息和态度　有没有时间观念,往往关系着对护士的印象和评价。例如经常迟到、早退,护士的敬业精神就会受到质疑。与患者相约时失约,会被认为是一个不讲诚信的人,甚至会影响到一个人的声誉和前途。

2. 控制时间还包含着行为是否礼貌的信息　在护患交往中,如约定时间交谈,必须注意不能迟到,但也不能过早到场。迟到会被认为不尊重患者;过早可能又会干扰患者的休息。

一个有修养、有魅力的护士的非语言动作,常让人信服,使患者乐于接受。除上述之外,护士还应具有得体的举止和规范的行为。例如站姿、坐姿、行姿、蹲姿、手势语及护理操作的姿态等,这些都能反映出护士的整体素养。

三、护士非语言沟通的基本要求

（一）尊重患者

尊重患者即将患者置于平等的位置上,使处于疾病状态的患者保持心理平衡,不因疾病受到歧视,保持人的尊严。护士尊重患者的人格,就是尊重患者的个性心理,尊重患者作为社会成员所应有的尊严。

（二）适度得体

护士的举止、表情、外表等常常直接影响到患者对护士的信任程度,影响护患之间良好人际关系的建立。在护患沟通过程中,护士的姿态要落落大方,笑容要适度自然,举止要礼貌热情。

（三）因人而异

在与患者的交往中，护士应根据患者不同的特点，采用不同的非语言沟通方式，以保证沟通的有效性。

第五节　护理人际关系

在临床护理工作中，护士常面临着各种不同的、错综复杂的人际关系，有护患（包括患者家属和有健康需求的正常人群）关系、医护关系、护士之间的相互关系、护士和医院其他工作者的关系。其中护患关系是护理人际关系的主体。护理工作中的人际关系对促进患者的康复有着很大的影响。处理好护理工作中各种人际关系有利于提高护理质量、改善护患关系，树立护士的良好形象。

一、护士与患者的关系

（一）护患关系的性质和特点

护士与患者之间的关系简称护患关系，护患关系的实质是帮助与被帮助的关系。护患关系具有以下特点：

1. 帮助系统与被帮助系统的关系　护士与患者的关系是帮助系统与被帮助系统之间的关系。帮助系统包括医生、护士及其他医务人员和医院行政人员，被帮助系统则包括患者、患者家属及其亲朋好友、同事等。护士与患者之间的往来体现了这两个系统的往来。

2. 专业性的互动关系　护患关系不是两人或两方面的简单相遇，而是护患双方之间特定的相互作用、相互影响的专业互动关系。这种互动不仅仅是护士与患者之间，还有与患者家属、亲友、同事等支持系统之间，是一种多元性的互动关系。因此，互动双方的个人背景、情感经历、教育程度、性格以及对健康与疾病的看法等都会影响相互间的感觉和期望，并影响护患关系的建立与发展。

3. 治疗性的工作关系　治疗性关系是护患关系职业行为的表现，是一种有目标、需要认真促成和谨慎执行的关系，并具有一定的强制性。无论护士是否愿意，也无论患者的身份、职业和素质如何，作为帮助者，有责任与患者建立良好的治疗性关系，以利于患者治疗、恢复健康。

4. 护士是护患关系后果的主要责任者　作为护理服务的提供者，护士处于主导地位，其言行在很大程度上决定了护患关系的发展趋势。一般情况下，护士是护患关系后果的主要责任人。后果一般有两种：健康的或消极的。护士应努力争取健康的后果，避免消极的后果。

5. 护患关系的实质是满足患者的需要　护士通过提供护理服务满足患者的需要，是护患关系区别于一般人际关系的重要内容,形成了特定情景下护患之间的专业性人际关系。

(二)护患关系的模式与发展过程

1. 护患关系的基本模式

(1)主动－被动型模式:这是传统的护患关系模式,其特征为"护士为患者做什么"。护士在护患关系中占主导地位,护士的权威不会被患者所质疑,患者一般也不会提出任何异议。

这种模式主要适用于对昏迷、休克、全麻、有严重创伤及精神病患者及不能自理的患者护理时的护患关系。此类患者部分或完全地失去了正常的思维能力,需要护士有良好的护理道德、高度的护理责任心及对患者的关心与同情,使患者在这种单向的护患关系中,能够很快战胜疾病,早日康复。

(2)指导－合作型模式:这种模式中,护患双方在护理活动中均具有主动性。护士决定护理方案,而患者尊重护士的决定并主动配合,主动提供与自己疾病有关的信息,对护理方案提出建议和意见。

这种模式主要适用于对急性病患者护理时的护患关系。因为此类患者神志清楚,但病情重、病程短、对疾病的治疗及护理了解少,需要依靠护士的指导以便更好地配合治疗及护理。此模式的护患关系需要护士有良好的护理道德、高度的工作责任心、良好的护患沟通及健康教育技巧,使患者能在护士指导下早日康复。

(3)共同参与型模式:这种模式是在医疗、护理过程中,护患双方具有大致相等的主动性和权利,共同参与护理措施的决策和实施。患者不是被动地接受护理,而是积极、主动地参与,自愿向护士反映病情,与护士探讨疾病的护理措施和计划,并在力所能及的范围内独立完成某些护理措施,如自己洗头、服药等。护士尊重患者的权利,与患者共同商议护理计划。

这一模式体现了护患之间以平等合作为基础的双向作用,多适用于慢性疾病患者和受过良好教育的患者。此类患者的护理常会涉及帮助患者改变以往的生活习惯、人际关系等。因此,护士要以患者的整体护理为中心,尊重患者的自主权,给予患者充分的选择权,以恢复患者在长期慢性疾病过程中丧失的信心和自理能力,使患者在功能受限的情况下有较高的生活质量。这种模式与前两种模式有着本质上的区别,是一种理想的护患关系模式,对于建立良好的护患关系、提高护理质量有着重要的作用。

2. 护患关系的发展过程

(1)初始期:这个时期是在护士与患者一见面时就开始了。此期的任务是护患之间建立最初的信任关系,为发展良好的护患关系奠定基础。这时的患者很注意自己的行为,并对护士进行考查,看看能对护士信任到什么程度,以决定今后在多大程度上依靠这位护士。护士在这个时期主要是收集资料,了解患者的情况,书写护理病历,发现问题,制订护理计划。为建立信任关系,护士要注意诚恳待人,给人以温暖,并敏感而准确地发现患者的需要。

（2）工作期：这个时期是护士完成各项护理任务，患者接受治疗、护理最主要的阶段，也是护患之间相互获得信任关系的时期。这一时期的主要任务是以具体的护理活动帮助患者解决健康问题，实现护理目标。值得注意的是，没有信任的行动，会造成患者的被迫感，从而影响护理效果。

（3）结束期：通过护患双方合作达到预期目的后，护患关系则进入结束阶段。这一时期的主要任务是圆满地结束护患关系。应尽可能地在完全结束护患关系之前，就考虑到某些护患关系结束后可能发生的问题，以便做好必要的准备。例如进行健康宣传教育，告知出院后的注意事项，征求患者的意见以便今后改进工作等。护患关系常以患者出院而宣告结束。

（三）影响护患关系的主要因素

1. 信任危机　信任感是建立良好护患关系的前提和基础，而良好的服务态度、认真负责的工作精神、扎实的专业知识和娴熟的操作技术是赢得患者信任的重要保证。在工作中，如果护士态度冷漠或出现技术上差错、失误，都会失去患者的信任，影响护患关系的建立与发展。

2. 角色模糊　护士或患者对自己的角色不明确或缺乏真正的理解而呈现的状态。例如护士有时不能设身处地为患者着想、对患者缺乏耐心，或患者不积极参与康复护理、不服从护士的管理等，都可能引起护患沟通障碍、护患关系紧张。

3. 权益影响　寻求安全而优良的健康服务，是患者的正当权益。但由于患者大多缺乏医护专业知识，而且疾病缠身，失去或部分失去自身控制和自理能力，许多权益不得不依靠医护人员来维护，这就使患者在护患关系中处于脆弱的依赖地位，而护士则处于主导地位。在处理护患双方的权益争议时，应重视患者的权益。

4. 理解差异　由于护患双方的年龄、职业、生活环境和文化程度不同，在交往过程中容易产生理解差异，影响护患关系。

（四）护士在促进护患关系中的作用

1. 明确护士的角色功能　护士应全面认识、准确定位自身的角色功能，认真履行角色责任和工作职责，使自己的言行符合患者对护士角色的期待。

2. 帮助患者认识角色特征　护士应根据患者的年龄、职业、生活环境、文化程度、个性等特点，了解患者对自己目前角色的认识，帮助患者尽快适应患者这一新角色，避免、缓解可能出现的角色不良。

3. 主动维护患者的合法权益　维护患者的权益是护士义不容辞的责任，护士应给予高度重视，主动维护。

4. 减轻或消除护患之间的理解分歧　护士与患者沟通时，应注意沟通内容的准确性、针对性和通俗性；根据患者的特点，选择适宜的沟通方式和语言；鼓励患者及时提问，以确保沟通效果。

（五）护患关系的基本过程

1. 观察熟悉期　主要任务是建立护患间的信任感和了解护理关系的重点。

2. 合作信任期　主要任务是应用护理程序解决服务对象的各种身心问题，满足其需要。

3. 终止评价期　主要任务是做好出院准备的工作。

（六）护患关系中常见的问题及解决方案

1. 护患之间的冲突　因角色模糊或定位不当、权益差异、理解分歧而产生护患关系问题。

2. 护患交往的阻抗　护士方面对服务对象关注不够，缺乏应有的职业行为规范等问题。

3. 服务对象方面　对护士的期望及要求过高、疾病原因、心理问题、对护士及护理专业的偏见。

4. 预防及解决护患关系问题的策略与方法

（1）消除角色不明确的影响。

（2）自觉维护服务对象的合法权益。

（3）加强护患沟通及理解。

5. 促进护患关系的方法

（1）创造良好护患关系的气氛及环境。

（2）与服务对象建立充分的信任关系。信任感的建立是良好的护患关系的前提。

（3）具备良好的人际沟通技巧。

（4）为服务对象树立角色榜样，理解服务对象角色所承受的社会心理负担，减少服务对象的角色冲突，促进服务对象的角色转换。

（5）具有健康的工作情绪，良好的工作热情。

二、护士与患者家属的关系

疾病的降临，不仅给患者带来痛苦和打击，而且影响着患者的家庭。因此，护士和患者家属的沟通尤为重要。

（一）影响护士与患者家属关系的主要因素

1. 角色期望冲突　患者家属因亲人的病情承受着不同程度的心理压力，并会产生紧张、焦虑、烦恼、恐慌等一系列心理反应，因此对医护人员的期望值较高。但是护理工作的繁重、护士人员紧缺等临床护理现状难以完全满足患者家属的需要，容易引起护士与患者家属之间的冲突。

2. 角色责任模糊　在护理患者的过程中，家属和护士应密切配合，共同为患者提供心理支持和生活照顾。护士和家属需要明确各自对患者护理的责任范围，共同努力照顾好患者。

3. 经济压力过重 随着高端诊疗技术、新药的不断开发和应用，医疗费用也不断升高，患者家属的经济压力逐步加大。当患者家属花费了高额的医疗费用却未见明显的治疗效果时，往往会产生不满情绪，从而引起护士与患者家属之间的冲突。

（二）护士在促进护士与患者家属关系中的作用

1. 尊重患者家属 患者家属是患者疾病的知情人、代言人、照顾者、支持者，是患者病痛的共同承受者，同时又是护士的协助者。护士要尊重所有的患者家属，对待他们要热情接待、主动介绍、耐心解释，充分发挥家属在患者护理中的积极作用。

2. 指导患者家属 护士应积极主动向患者家属介绍患者的病情，鼓励指导患者家属共同参与患者的治疗、护理过程，耐心解答家属的问题。

3. 支持患者家属 护士应体谅、理解患者家属的处境，帮助家属正确认识病情，提供心理支持，减轻家属的心理负担。教育家属对患者的疾病有正确的认识，持乐观的态度，用积极的情绪去影响患者，使患者树立和疾病斗争到底的信念。

三、护士与其他医护人员的关系

护士与其他医护人员的关系，是提供帮助系统的内部同事关系。双方一般针对的是患者具体情况的沟通，目的是取得其他医护人员的合作，共同帮助患者恢复健康。

（一）医护关系

护士与医生是临床医疗工作中的两支主力军，属于并列－互补型关系，处理好医护关系是保证医疗工作的高效率运转及提高服务水平的重要保障。因此，护士应该主动宣传护理的专业特征，以得到医生的了解和协助。医护在沟通交往中，应相互尊重、以诚相待、加强沟通、真诚合作。

护士和医生的沟通性质是对患者的治疗引发的治疗性沟通，以帮助患者恢复健康为目的。大多数医护沟通是以书面的形式来完成，口语沟通主要发生在对住院患者的护理过程中。医护书面沟通最重要的表现形式，是护士根据医嘱为患者治疗。但要注意以下两点：

1. 护士不能机械地执行医嘱，对医嘱的质疑，可用口语的方式及时和医生沟通，以解除质疑、达成共识。

2. 向医生指出医嘱错误时态度要诚恳，要选择无他人的场所，声音要小，要顾及医生的声誉。在提醒医生医嘱错误时，还可以采取询问、请教的语气。

医护间的口语沟通，经常发生在对住院患者的护理过程中。如护士在护理患者的过程中，观察到了患者的病情变化，应该及时将这方面的信息通报给医生，便于医生及时调整治疗方案。对于患者将要采用的特殊治疗、检查要主动了解、熟悉，必要时要向医生学习，相互取长补短，以配合默契。另外，护士向患者解释某些事情时，患者如不接受，护士要及时向医生通报信息，取得医生的配合，以顺利实施护理操作。

（二）护际关系

护际关系是指护士之间的交往与沟通。工作中，护士的相互沟通比较频繁的，这种沟通是一种对患者的管理性、协作性的人际沟通。

1. 护士长与护士之间的关系　影响护士长与护士之间关系的主要因素是双方角度的不同，期望值上的差异。护士长对护士的要求是有较强的工作能力，能够服从管理，能够处理好家庭与工作的关系，有较好的身体素质。护士对护士长的期望是具有较强的业务能力和组织管理能力，能够在各方面给予自己帮助和指导，能严格要求自己、以身作则，能够公平公正地对待每一位护士，关心每一位护士。

2. 护际关系的沟通　护士之间人际交往注意减少矛盾、避免冲突，利用人际沟通的技巧，发挥人际沟通的协调功能，营造宽松、和谐的人际氛围，让自己心情愉快地完成工作。与同事坦诚相处，不要在背后诋毁别人、议论是非。护际关系体现在晨间和晚间的协作性沟通、交接班时的管理性沟通等，有书面沟通，也有口语沟通。书面沟通主要是书写和阅读护理记录，口语沟通主要是进行患者交接和物品交接，要点是要有条不紊。

（三）护士和医院其他工作者的关系

护士和医院其他工作者的关系是医院内部的同事关系，是为了完成治疗、护理，促进患者康复的协作性人际关系。因此，护士和医院其他工作者的关系也十分重要。在交往中，护士既要当好患者利益的代言人，同时还要尊重这些部门的工作人员。当护士的要求无法满足时，首先要理解医院其他工作者的困难，然后大家共同研究，密切协作，解决这些困难，确保患者的治疗和护理能够顺利进行。

总之，护士要当好患者和各部门沟通的桥梁和协调者，营造轻松、和谐、愉快的工作氛围，促使患者早日康复。

 知识链接

团队的力量

在大雁迁徙的过程中，大雁的飞行方式充分展示了团队精神。飞行时，它们排成"一"字形或"人"字形，后面的大雁可以利用前面同伴拍打翅膀产生的上升气流，就能飞得更快、更省力。有经验的老雁飞在前面，年幼和体弱的大雁插在队伍中间，这样有利于防御敌害。带队的大雁体力消耗得厉害时，就与别的大雁交换位置。大雁在转弯或换队形时，通过鸣叫传递信息，顺畅的沟通保证了大雁团队的顺利协作。团队中的沟通也是如此，有效的沟通提升了团队合作能力和工作效能。

本章对人际沟通、人际关系的基本知识、影响因素,语言沟通的基本知识,护士语言沟通的主要类型,护患语言沟通的技巧,非语言沟通的基本知识、护士非语言沟通的主要形式及其作用、基本要求,护患关系、护士与患者家属关系、护士与其他医护人员的关系等进行了系统、全面的介绍,结合护士临床工作实际和护士人际关系的对象,探讨护理工作中形成良好护患、医护、护际关系的沟通技巧及方法,充分认识处理好护患关系、护际关系对护理工作顺利开展的重要意义。

（杨志敏）

思考与练习

1. 人际关系都有哪些主要特点?
2. 人际吸引的规律有哪些?
3. 简述人际沟通的影响因素。
4. 护患语言沟通有哪些技巧?
5. 护理工作中要处理哪些方面的人际关系?

第六章 | 护士伦理道德修养

06章 数字内容

学习目标

1. 具有一切为了患者、全心全意为人民健康服务的理念。
2. 掌握护理伦理的基本范畴；护士与患者关系的伦理规范。
3. 熟悉护理伦理基本原则、规范；护士与同行关系的伦理规范；临床科室护理伦理道德要求。
4. 了解道德、伦理学、护理伦理学的概念；护士与社会公共关系的伦理规范。
5. 学会用护理伦理学的基本理论分析解决护理工作中的实际问题。

护理伦理学是护理学和伦理学的交叉学科，是研究护理职业道德的应用学科，是运用伦理学原则和道德原则来协调和解决护理实践中人与人之间相互关系的一门学科。学习和研究护理伦理学，培养高尚的伦理道德修养，不仅是护理人员履行为人类健康服务职责的需要，也是促进社会主义精神文明建设的需要。

第一节 伦理道德概述

随着科学技术的不断进步和"以人为本"理念的逐步发展，护理职业道德在医疗护理工作中的作用日显突出。因此，作为专门研究护理职业道德问题的护理伦理学，就成为每一位护理工作者的必修课。

一、道德与伦理学

（一）道德的相关概念

1. 道德 道德（morality）是由一定的社会经济基础决定，以善恶作为评价标准，依靠社会舆论、传统习俗和人们的内心信念加以维护，调整人与人、人与社会、人与自然之间关系的心理意识、原则规范和行为活动的总和。

道德在人们的社会生活中无处不在。道德构筑了人们的行为框架,社会公共秩序的维护离不开道德,道德研究在人类社会研究中有十分重要的意义。

 知识链接

道德的起源

"道德"一词,中国历史上最早是作为两个概念分别使用的。"道"表示四通八达的街道和道路,引申为事物变化发展规律之意;"德"从"得"而来,指依据一定原则去行动而有所得,有德行品质的意思。道德二字连用并成为一个概念,始于春秋战国时期的《荀子》,《荀子·劝学》中记有:"礼者,法之大分,类之纲纪也。故学至乎礼而止矣。夫是之谓道德之极。"

2. 职业道德 职业道德是指从事一定职业的人们在特定的职业活动中所应遵循的行为准则。

职业道德由职业理想、职业态度、职业责任、职业技能、职业良心、职业纪律、职业荣誉、职业作风等要素构成。职业道德包含四个特征:在内容上,职业道德具有稳定性;在范围上,职业道德具有专业性;在形式上,职业道德具有多样性;在功效上,职业道德具有适用性。

3. 护理道德 护理道德是社会一般道德在护理实践活动中的特殊体现,是在护理实践中形成的,以善恶作为评价标准,用来约束和规范护士行为,调整护士与服务对象、其他医务人员及社会之间道德关系,引导护理人格完善的行为准则和行为规范的总和。

护理道德是一种特殊的职业道德,是护理领域中各种道德关系的反映,受一定社会经济关系、社会道德及护理学科发展的影响和制约,通过调节、认识和教育等职能,指导护理专业行为,促进护士更好地为人类健康服务。

(二)伦理学的相关概念

1. 伦理 伦理(ethics)是指处理人与人之间关系的道理和原则。"理"带有加工使其显示其本身的纹理之意,后引申为条理、精微、道理、事例等含义。将"伦"和"理"合为一个概念使用,最早见于《礼记·乐记》:"乐者,通伦理者也。"意为安排部署有秩序即为伦理。伦理是一种观念,是从概念角度对道德现象进行的哲学思考,其作用是指导人们的思想和行为。

在西方,伦理是有关人类关系的自然法则,逐渐形成"习俗""习惯",后来发展为由风俗习惯养成的个人性格和品行,主要指行为的具体原则。弗朗西斯·培根说:"伦理使人庄重",人们遵从伦理规范行事就能提升人格境界,净化心灵世界,脱离低级趣味。

2. 伦理学 伦理学是一门研究道德的起源、本质、作用及其发展规律的科学。

古希腊著名哲学家亚里士多德被认为是世界上最早使用"伦理学"一词的人,故被人们称为"伦理学之父"。我国古代很早就已经出现了具有丰富伦理学思想的著作,如《论语》《墨子》《孟子》《荀子》等,其中《论语》被认为是世界上最早的伦理学著作。

（三）伦理与道德的关系

伦理和道德既有联系又有区别。

两者的联系在于:道德和伦理两个概念在现代汉语中词义基本相同,都是指通过一定的原则和规范的治理、协调,使社会生活和人际关系符合一定的准则和秩序;伦理是形式化、系统化的道德规范和道德准则,道德是伦理的根基和内化。

两者的区别在于:道德是指道德现象,强调每个人的修养及行为,具有主观性,伦理是道德现象的理论概括,具有客观性;伦理是伦理学中的一级概念,道德则是伦理学中的二级概念,是伦理学研究的对象。

二、护理伦理学

（一）护理伦理学的概念

护理伦理学(nursing ethics)是伦理学的一个分支,是伦理学和护理学相互交融的一门交叉学科,是运用伦理学原理和道德原则来指导解决护理实践和护理学发展过程中的护理道德问题和护理道德现象,调整护理实践中人与人之间相互关系的一门重要科学。简而言之,护理伦理学是以伦理学的基本原理为指导,研究护理道德的学科。

（二）护理伦理学的研究对象

护理伦理学的研究对象主要是护理领域中的道德现象及道德关系,而护理道德现象是护理道德关系的具体体现。护理伦理学所研究的护理道德关系主要有以下几个方面:

1. 护士与患者的关系　护士与患者的关系在护理伦理学研究对象中是最基本的、最首要的道德关系。护患关系是服务者与被服务者的关系。这种关系是否密切、和谐、协调,关系到患者的安危和医护质量的高低,影响医院的护理秩序和医院的精神文明建设。因此,护士与患者的关系是护理伦理学的主要研究对象和核心问题。

2. 护士与其他医务人员的关系　护士与其他医务人员的关系,包括护士与护士、护士与医生、护士与医技人员、护士与医院行政管理和后勤人员之间的多维关系。在护理活动中,护士与其他医务人员彼此是否相互尊重、信任、支持和密切协作,也将直接影响护理工作的开展,直接关系到集体力量的发挥及医护质量的提高,从而影响到良好医、护、患关系的建立。因此,护士与其他医务人员的关系是护理伦理学的重要研究对象。

3. 护士与社会的关系　护士与社会联系紧密,护士也是社会的一员,一切医疗活动都是在一定的社会关系中进行的。因此,在护理实践中,护士不仅要顾及某个患者的局部利益,而且还要顾及整个社会的公共利益。决不能因为个人的利益而损害社会公共利益,要把国家和社会的公共利益放在首位。如果不从国家和社会的公共利益着想,就很难确定护士的行为是否道德。随着护理学的发展,护理工作范围已经走出医院,走入社区,走向社会,护士所要履行的社会义务将会越来越多。因此,护士与社会之间的关系也就成为护理伦理学的研究对象。

4. 护士与护理科学及医学科学的关系　医学科学的迅猛发展及医学高新技术在临床的应用,给医护领域提出了许多新的道德问题。所以,严谨的治学态度、实事求是的工作作风、对人民健康高度负责的精神是护理人员在医学护理科研工作中应遵循的道德准则。护士与护理科学及医学科学的关系也是护理伦理学研究的课题和对象。

(三)护理伦理学的研究内容

护理伦理学的研究内容十分广泛,主要包括以下几个方面:护理伦理学的基本理论;护理伦理的规范体系;护理伦理的基本实践;护理伦理难题。

第二节　护理伦理的原则、规范和范畴

护理伦理的原则、规范和范畴是护理伦理学的核心内容。护理伦理原则贯穿于护理道德发展的始终,是护理伦理规范和范畴的总纲和精髓,是衡量护士道德行为的最高标准。护理伦理规范是护理伦理原则的进一步展开,护理伦理范畴是护理伦理原则和规范的必要补充。护理伦理的原则、规范和范畴是护理人员建立护理道德观念、选择护理道德行为、进行护理道德评价、开展护理道德教育和加强护理道德修养的重要依据,对护士的实践行为起到重要的指导作用。

一、护理伦理基本原则

(一)护理伦理基本原则的概念

原则是观察、处理问题的准则。护理伦理基本原则是指在护理实践中调整和处理护士与患者、与其他医务人员以及与社会相互关系的行为准则。它是各类护理道德关系必须遵循的根本准则和最高要求,是护理伦理学基本理论的总纲和精髓,能弥补道德规范和法律法规运用于护理职业实践时的不足。

(二)护理伦理基本原则的内容

1. 不伤害原则　不伤害原则是指医护人员的医疗行为动机与效果都不给患者带来可避免的肉体和精神上的痛苦、损伤、疾病甚至死亡。不伤害原则是对医护行为最基本的要求。

(1)不伤害原则不是绝对的原则:因为临床上有时会无法避免地给患者带来身体上或精神上的伤害。例如肿瘤化疗,这一手段能抑制肿瘤,但同时又会对人的免疫和造血系统有不良影响。此外,医疗上必需的侵入性检查所引起的身体疼痛等不适均会对患者造成某种程度的伤害。

（2）不伤害原则是"权衡利害"的原则：不伤害原则要求医护人员对诊疗照护措施进行危险与利益分析或伤害与利益分析，要选择利益大于危险或利益大于伤害的行为，也就是"两害相权取其轻"。例如一位眼部恶性肿瘤患者，在治疗上需进行眼球摘除术以保全患者的生命。在这种情况下，施行手术对患者而言所获得的利益远多于伤害，所以在伦理道德上认为是正当的，也应算是在权衡利害关系或轻重之后所作的最佳选择。可见，实质上不伤害原则也就是"权衡利害"原则的应用。

（3）不伤害原则对护士的要求：随着医学的进步与科技的快速发展，为了预防在护理活动中高科技的检查、治疗或护理手段运用不当对患者造成的伤害，或为了使伤害降到最低限度，对护士提出以下要求：

1）培养为患者健康着想和维护患者利益的工作动机。

2）积极评估医疗护理措施可能给患者带来的影响。

3）重视患者的愿望和利益。

4）提供应有的最佳照顾。

2. 有利原则　有利原则是指护士为了患者的利益而履行仁慈和善良的德行，即要求护士要以患者为中心，为患者做善事、谋利益。

（1）有利原则分为显性和隐性两方面：有利原则主张为了患者利益尽力实施对患者有利之事，它分为显性和隐性两个方面。显性方面是指促进患者的健康和幸福；隐性方面是指减少或预防对患者的伤害。当护士护理患者时，应关心患者的幸福，一方面做对患者有益的事；另一方面应预防伤害患者，以达到减轻患者痛苦、保护患者安全、增加患者舒适的目的。

（2）有利原则是护士的行动指南：要求护士对诊疗照护措施进行危险与利益分析或伤害与利益分析，要选择利益大于危险或利益大于伤害的行为，是在权衡利害关系或轻重之后所作的最佳选择。有利原则是护士用来评判是否适合采取护理行为的重要标准，它在理论上是对人道主义精神的贯彻和具体体现。护士有效实施有利原则，应该符合以下条件：

1）护理活动必须与解除患者痛苦或促进患者健康有关。

2）护理行为对患者造成的利害共存时，为患者争取利益最大化及尽力降低伤害。

3）护理行为使患者受益而不给他人和社会带来伤害。

3. 自主原则

（1）自主原则的概念：自主是自我选择、自主行动或依照个人的意识作自我管理和决策。自主可分为思想自主、意识自主和行为自主三种类型，这三种自主均应以理性为基础。自主原则是指尊重有自主能力的患者自我选择、自主行动或依照个人的意识作自我管理和决策的行为和权利。自主原则是尊重患者自己作决定的原则，医护人员在为患者提供医疗照护之前，事先向患者说明医疗活动的目的、益处和可能的结果，然后征得患者的意见，由患者自己决定。自主原则并不适用于所有患者，只适用于能作出理性决定的人。对自主能力减弱或没有自主能力的患者(婴儿、昏迷患者、严重智力障碍者等)，由法定监护人或代理人代为决定。

（2）医疗护理自主权：医疗护理自主权是医护专业人员在医疗护理工作中的自主权，分为全医主和半医主。全医主是指在重大的医疗决策上，事先不征求患者的意见而完全由医护人员为患者作出决定，实施必要的诊治护理。半医主是指在重大的医疗决策上，在征得患者或家属的同意或授权下，由医护人员作出原则性决定。

医主和自主并不矛盾。当一个人生病的时候，除了会降低其行动自主能力，也常常影响其情绪、判断力与正确的理性思考。此时医护人员使用医主方式，协助患者恢复健康，在伦理上是可以接受的。

（3）患者自主权：患者自主权即患者自己作决定的权利。患者有权选择愿意接受或拒绝医护人员制订的医疗护理方案，这是患者自主性的体现。

在自主原则中，最能代表尊重患者自主的方式是知情同意。知情同意是指患者有权知道自己的病情并选择相应的治疗方案，其前提是知情。在医疗护理活动中，为使患者能充分行使自主权，医护人员应使用患者或其法定代理人能理解的语言，详细地向患者介绍重要的和必要的治疗、护理信息，不得欺骗、强迫和利诱患者。

患者的自主权并不是绝对的，其实现要具备以下条件：

1）有自主能力：例如昏迷患者、婴幼儿、严重智力障碍者，他们的自主权应由法定监护人或代理人行使。

2）有根据自己的决定实施行动的权利。

3）尊重他人的个人自主权：患者在履行自己的自主权时，不能侵犯他人的自主权。例如烈性传染病患者在发病期间，必须服从国家法律规定的强行隔离治疗和医务人员的管理，不能把疾病传播给其他人。

（4）自主原则对护士的要求

1）尊重患者及其自主权：自主原则体现在对患者的尊重及其自主权的尊重。承认患者有权根据自己的意愿作出理性的决定，有责任向患者提供选择的信息，并帮助患者进行诊疗护理方案的选择，而且可使患者感到自身价值的重要性，调动其主动参与的积极性，有利于增强患者对护士的尊重和信任，以及护患之间和谐关系的建立。

2）正确行使护理自主权：自主原则承认护士在专业护理活动中有护理自主权。对于缺乏或丧失自主能力的患者，护士应尊重其家属或监护人的选择权利。但是，如果这种选择违背了丧失自主能力患者的意愿或不利于患者的利益，护士不应听之任之，而应向患者所属单位或社会上的有关机构寻求帮助。如果患者处于生命的危急时刻，出于对患者的利益保护和护士的责任，护士可以根据专业知识，行使护理自主权，选择恰当的护理措施。如果患者的选择对自身、他人的健康和生命构成威胁或对社会产生危害，护士有责任协助医生依法对患者的自主性进行限制。

4. 公正原则

（1）公正原则的概念：公正原则是指每一个社会成员都具有平等享受卫生资源合理或公平分配的权利，而且对卫生资源的使用和分配，具有参与决定的权利。

从现代医学伦理观分析，公正包括两方面的内容：一是平等对待患者；二是合理分配医疗卫生资源。平等对待患者强调护士应一视同仁。合理分配医疗资源，即以公平优先、兼顾效率为基本原则，优化配置和合理使用医疗资源。

（2）公正原则对护士的要求

1）一视同仁：在护理实践中，尽管患者存在地位、性别、职业、容貌等各种差异，但在人格尊严上是平等的，应该享有平等的生命健康权和医疗保健权，护士应以相同的护理水平、服务态度对待每一位有同样需求的患者。要本着对人的生命健康高度负责的精神，用最大的努力来满足患者的最大利益，不能歧视传染病患者、精神异常患者等患者，最大限度地减少患者的痛苦，要尊重和维护患者的人格和平等的基本医疗权。

2）根据不同的医疗需求给予不同的服务：人人享有生命和健康的权利，并不等于人人都应得到均等的医疗保健和照顾，对不同医疗需求的患者应给予不同的医疗待遇。比如在患者排队等候诊治的过程中，对生命垂危的患者按照先来后到的顺序实施诊疗显然是不恰当的，应该按照病情轻重和危急程度安排处理的顺序。在相同的医疗保健体系中，不同疾病应得到不同的医护服务，但不能"小病大治"或"大病小治"，对不同医疗需求的患者应分别给予合理恰当的健康照顾。

3）公正分配医疗资源：护士可以参与医疗资源分配的决策过程。在护理工作中，护士在作有关医疗资源的伦理决策时，应针对所有相关因素加以评估，确保医疗资源分配的公正合理。护理实践中通常参照"医学标准－社会价值标准－家庭角色标准－科研价值标准－余年寿命标准"综合衡量。

二、护理伦理的基本规范

（一）护理伦理基本规范的概念

规范，就是规则或标准。护理伦理规范（nursing ethical code）是指依据一定的护理伦理理论和原则制定的，用以调整在临床护理实践中护士人际关系及护士与社会关系的行为准则，是一种特殊的职业道德规范，是社会对护士的基本要求。

（二）护理伦理规范的内容

1. 爱岗敬业，忠于职守　爱岗敬业、忠于职守是护士首要的伦理品质。作为一名护士，一定要做到热爱本职工作，充分认识护理工作的价值和重大意义，树立职业自豪感和荣誉感，才能真正尊重和爱护患者，才能把增进人类健康看作是自己最崇高的职责。忠于职守要求护士本着对患者身心健康高度负责的精神，时刻把患者的生命安危和痛苦放在首位，对处在痛苦危难中的患者，竭诚以待，尽力施救。

2. 刻苦钻研，精益求精　刻苦钻研、精益求精是护士在学风方面应遵守的伦理准则。随着医学事业的不断发展，对护理工作也提出了更高的要求，护士需要刻苦钻研、奋发进取，不断学习护理专业理论知识、专业技能以及相关的人文社会科学知识，从而完善自身知识结构，提高护理技术水平，做到精益求精，这样才能适应护理科学的快速发展与进步，才能为患者提供优质的服务。

3. 尊重患者，平等待人　尊重患者、平等待人是护士在处理护患关系时应遵循的准则之一，是协调护患关系的前提条件。尊重是人的一种基本精神需要，尊重患者就是要尊重患者的人格和尊严。其实质是指护士对待患者应不分性别、年龄、民族、职业、信仰、国籍等，一视同仁，充分尊重每一位患者的人格、权利和生命价值。

4. 举止端庄，文明礼貌　举止端庄、文明礼貌是护士处理护患关系时所必须遵循的伦理准则，也是现代生物－心理－社会医学模式所要求的。护士的言谈举止会影响患者对护士的信任和治疗的信心。这一规范要求护士着装整洁、仪表端庄、自然大方；举止文雅，处事冷静；操作熟练，动作轻柔；语言文明，态度和蔼，这对于患者来说，犹如一缕春风、一剂良药，会让其感受到尊重、安全和信任。

5. 团结互助，协同共进　团结互助、协同共进是正确处理护士人际关系的基本准则。随着医学科学的发展，护理工作的分工越来越细，护理工作只凭一己之力是难以全面、准确、合理、有效地进行的，需要护士与医院各类人员、各个部门共同努力和密切协作去完成。因此，护士与各级人员之间应当互相尊重、相互信任、相互帮助。在此基础上，积极支持，密切配合，协调一致，共同提高。

6. 廉洁自律，遵纪守法　廉洁自律、遵纪守法是护士在处理患者和社会关系时应遵循的准则，是医护人员自律的道德要求和优秀品质。这一规范要求护士应正直廉洁、奉公守法、不徇私情、不以医疗手段谋取私利，不接受患者或家属的钱物，更不能向患者索要钱物，以自己的廉洁行为维护护士的社会信誉和形象。

三、护理伦理的基本范畴

范畴是反映事物本质和普遍联系的基本概念。护理伦理范畴主要包括：权利与义务、情感与理智、审慎与保密、荣誉与良心。护理伦理范畴有助于护理人员在护理工作中明辨是非、善恶、荣辱，从而推动护理工作的正常进行。

（一）权利与义务

1. 患者的权利与义务　在护患关系中双方应按照一定的道德原则和规范来约束、调整自身的行为，尊重彼此的权利和义务。护士尊重患者的权利并督促患者履行相应的义务，是提供高品质护理服务的重要方面。

（1）患者的权利：根据国际相应约定和我国法律法规规定，患者的权利主要有基本医疗权、知情同意权、隐私保护权等。

1）基本医疗权：当人们的生命受到疾病的折磨时，他们就有解除痛苦、得到医疗照顾的权利，有继续生存的权利。任何医护人员和医疗机构都不得拒绝患者的求医要求。人们的生存权利是平等的，享受的医疗权利也是平等的。医护人员应平等地对待每一个患者，自觉维护一切患者的权利。

2）知情同意权：患者有权获知有关自己的诊断、治疗和预后的最新信息，只有当患者完全了解可选择的治疗方法并同意后，治疗计划才能执行。患者有权在法律允许的范围内拒绝治疗。医务人员需要向患者说明拒绝治疗对生命健康可能产生的危害。

3）隐私保护权：患者的病情资料、治疗内容的记录应予以保护。患者有权要求对其医疗计划，包括病例讨论、会诊、检查和治疗都应审慎处理，不允许未经同意而泄露，不允许任意将患者姓名、身体状况、私人事务公开，更不能与其他不相关人员讨论患者的病情和治疗，除非患者所患疾病及其行为对他人和社会产生一定的危害，此时，也只能配合公安机关及相关权益人进行有限公开。

4）护理监督权：患者有比较和选择医疗机构、检查项目、治疗方案的权利。医务人员应力求较为全面细致地介绍治疗方案，帮助患者了解和作出正确的判断和选择。患者同时还有权利对医疗机构的医疗、护理、管理、后勤等方面进行监督。因为患者从到医疗机构就医开始，即已行使监督权。

5）经济赔偿权：护理人员的护理工作差错如果给患者带来不应有的精神或肉体上的伤害，患者有权获得一定的赔偿。

6）免除部分社会责任权：按照患者的病情，可以暂时或长期免除服兵役、献血等社会责任和义务。这也符合社会公平原则和人道主义原则。

（2）患者的义务：权利和义务是对等的，患者在享有正当权利的同时，也应履行相应的义务，对自身健康和社会负责。

1）自觉遵守法律法规和医院规章制度的义务：患者不能以患病为借口做出违背道德和伤害社会的事情，要严格遵守国家的法律法规和医院的各项规章制度。为了保障医院正常的诊疗秩序，维护广大患者的利益，患者应自觉遵守就诊须知、入院须知、探视制度、陪床制度等。

2）如实提供病情和相关信息的义务：患者提供的病情信息是提升护理工作实际效果的重要基础。患者有义务向护理人员如实提供病情和相关信息，以便护理人员正确制订并及时调整护理方案和护理措施。

3）尊重护理人员及其付出的劳动的义务："三分治疗，七分护理"，护理人员的辛勤劳动，是为患者的康复润物细无声地提供有力保障，患者应尊重护理人员的人格并感恩其对自己的医疗照护和帮助。

4）积极配合医疗护理的义务：患者应理解护理工作的复杂性、风险性等，体谅护理人员的辛苦。患者在同意某种治疗方案后，要遵循医嘱，积极配合护理人员的工作。患者有责任选择合理的生活方式，养成良好的生活习惯，积极参与卫生保健活动，对自己的健康负责。

5）避免将疾病传播给他人的义务：医院是救死扶伤、实行人道主义的公共场所，患者作为国家的公民，有践行社会公德、维护社会秩序、避免将疾病传播给他人的义务。

6）支持护理科学研究和发展的义务：患者有义务配合护士的工作，并支持护理科学研究和发展，让护士有机会提高护理创新实践能力，造福更多的患者。

2. 护理人员的权利与义务　护理人员的权利与义务是护理人员在护理患者时享有的权利和承担的义务。

（1）护理人员的权利：根据《护士条例》，护士在医疗实践过程中依法享有获得劳动报酬的权利、安全执业的权利等。

1）获得劳动报酬的权利：护士执业，按照国家相关规定获得工资报酬、享受福利待遇、参加社会保险的权利。

2）安全执业的权利：护士执业，有获得与其所从事的护理工作相适应的卫生防护、医疗保健服务的权利。从事直接接触有毒有害物质、有感染传染病危险工作的护士，有依照有关法律、行政法规的规定接受职业健康监护的权利；患职业病的，有依照有关法律、行政法规的规定获得赔偿的权利。

3）人格尊严和人身安全不受侵犯的权利：扰乱医疗秩序，阻碍护士依法开展执业活动，侮辱、威胁、殴打护士，或有其他侵犯护士合法权益行为的，由公安机关依照治安管理处罚法的规定给予处罚；构成犯罪的，依法追究刑事责任。

4）学习、培训的权利：护士有按照国家有关规定获得与本人业务能力和学术水平相应的专业技术职务、职称的权利；有参加专业培训、从事学术研究和交流、参加行业协会和专业学术团体的权利。

5）获得履行职责相关的权利：护士有获得疾病诊疗、护理相关信息的权利和其他与履行护理职责相关的权利，可以对医疗卫生机构和卫生主管部门的工作提出意见和建议。

6）获得表彰、奖励的权利：国务院有关部门对在护理工作中做出杰出贡献的护士，应当授予全国卫生系统先进工作者荣誉称号或者颁发白求恩奖章，受到表彰、奖励的护士享受省部级劳动模范、先进工作者待遇；对长期从事护理工作的护士应当颁发荣誉证书。具体办法由国务院有关部门制定。

（2）护理人员的义务：为规范护理人员执业行为、提高护理质量，保障医疗安全、防范医疗事故、改善护患关系，护士应当承担进行临床护理的义务、密切协作的义务等。

1）依法进行临床护理的义务：护士执业，应当遵守法律、法规、规章和诊疗技术规范的规定。

2）密切协作的义务：护士在执业活动中，仅靠个人的努力是不够的，需要医院各部门密切合作以及患者、患者的监护人、患者的单位密切配合。

3）减少患者痛苦和经济损失的义务：患者就医时身体的痛苦和高昂的医疗费用让其身心承受很大压力，因此护理人员应尽力减轻患者身体和精神上的痛苦，减少患者及其家属的经济损失等。

4）保护患者隐私的义务：护士应当尊重、关心、爱护患者，保护患者的隐私、保守患者的医疗秘密。

5）积极参加公共卫生应急事件救护的义务：护士有义务参与公共卫生和疾病预防控制工作。发生自然灾害、公共卫生事件等严重威胁公众生命健康的突发事件，护士应当服从县级以上人民政府卫生主管部门或者所在医疗卫生机构的安排，参加医疗救护。

3. 护士违反法定义务的表现及应当承担的法律责任

（1）违反法定义务的表现

1）发现患者病情危急未立即通知医师的。

2）发现医嘱违反法律、法规、规章或者诊疗技术规范的规定，未依照规定提出或者报告的。

3）泄露患者隐私的。

4）发生自然灾害、公共卫生事件等严重威胁公众生命健康的突发事件，不服从安排参加医疗救护的。

（2）违反法定义务应当承担的法律责任：护士条例规定，护士在执业活动中出现违反法定义务的情形，由县级以上地方人民政府卫生主管部门依据职责分工责令改正，给予警告；情节严重的，暂停其6个月以上1年以下执业活动，直至由原发证部门吊销其护士执业证书。由此可见，承担法律责任有三种形式：警告、暂停执业活动和吊销其护士执业证书，并且一旦被吊销执业证书，自执业证书被吊销之日起2年内不得申请执业注册。同时所受到的行政处罚、处分情况将被记入护士执业不良记录。

此外，《护士条例》规定，护士执业不良记录包括护士因违反护士条例以及其他卫生管理法律、法规、规章或者诊疗技术规范的规定受到行政处罚、处分的情况等内容。

（二）情感与理智

1. 情感

（1）护理伦理情感的含义：情感（feeling）是人们内心世界的自然流露，是人们对客观事物和周围环境的一种感受反应和态度。护理伦理情感是指护士对患者、他人、集体、社会和国家所持态度的内心体验。护士的伦理情感是建立在对人的生命价值、人格和权利尊重的基础上，表现出对生命、对患者、对护理事业的真挚热爱，是一种高尚的职业伦理情感。这种情感具有职业特殊性、纯洁性和理智性的特点。

（2）护理伦理情感的内容

1）同情感：同情感是每一个护士应具有的最基本的情感。护士的同情感主要表现在对患者的遭遇、痛苦和不幸在自己的情感上产生共鸣，设身处地为患者着想，急患者之所急，尽全力解除患者的痛苦，帮助患者恢复健康。

2）责任感：责任感是同情感进一步的升华，在伦理情感中起主导作用。主要表现为热爱患者、热爱自己的专业，把促进患者的康复视为自己崇高而神圣的职责，尽心尽责、不辞辛劳、一丝不苟、严谨细致、慎独、自律地对待护理工作。

3）事业感：事业感是责任感的上升，是高层次的伦理情感，即把本职工作与护理事业的发展、与人类健康事业的发展紧密联系起来，把人类健康与护理事业看得高于一切，并视之为自己奋斗的目标。因而，才会有强烈的事业自豪感和荣誉感，才会为了护理事业的发展勇于探索、不断进取。我国护理界辛勤耕耘的护理前辈们以及所有献身于护理事业的杰出代表们，正是有了这种可贵的情感，才把自己的一生献给了患者和护理事业，表现出了高度的事业感。

（3）护理伦理情感的作用

1）有利于护患之间关系和谐并促进患者早日康复：高尚的护理伦理情感可以使患者减少顾虑，增强战胜疾病的信心。同时高尚的护理伦理情感有助于建立良好的护患关系，实现护患间的良好配合，有利于患者的康复。

2）有利于促进和推动护士整体素质的提高：高尚的护理伦理情感是促进和推动护士伦理行为、提高护理技术水平、增强护士整体素质的重大内在力量。

2. 理智

（1）护理伦理理智的含义：理智（reason）是一个人分辨是非、明了利害关系以及控制自己的能力。护理人员的理智，包括普通层次的认知素质和自制能力，以及较高层次的决断能力和智慧素质。理智对人的行为具有重要的自我调节作用，可以帮助护理人员把握、调控、驾驭、优化自己的情感，防范自我情感的不良应激反应，为患者提供最佳的护理服务。

（2）护理伦理理智的内容

1）理性处理自身情感：把情感建立在护理科学的基础上，防范情感过度膨胀及情感缺失，以道德理性全面整合自我情感世界。

2）理性对待患者及其家属的情感：这要求护理人员充分尊重患者的人格、价值和利益，不论在患者及其家属情绪激动、暴躁亢奋的情况下，还是在他们热泪盈眶、感动理解的情况下，都要保持理性及清醒的头脑，认真负责、实事求是地对待患者。

3）理性对待情感问题：恪守伦理原则，自觉抵制和排除种种不良情绪的干扰。

（3）情感与理智的辩证统一：情感需要理智导向、规范，理智需要情感激活、支持。护理人员关爱患者，其医护道德情感需要具有理智性，对患者的情感不能频繁波动、盲目冲动，而需要建立在科学的基础之上，必须在护理科学允许的范围内去满足患者及其家属的合理要求。

（三）审慎与保密

1. 审慎

（1）护理伦理审慎的概念：审慎（circumspection）即周密细致。护理伦理审慎是指护士在医疗护理行为之前的周密思考与行为过程中的谨慎认真。它是护士内心信念和良心的外在表现，也是护士对患者和社会履行义务的高度责任心和事业心的具体体现，是每个护士不可缺少的伦理修养。

（2）护理伦理审慎的内容

1）语言审慎：语言既能治病也能致病，因此护理伦理对护士提出语言审慎的要求。护士语言审慎主要要求重视心理学知识、对保护性医疗和护理有深刻的理解，以及注意语言的表达技巧。

2）行为审慎：护士在护理活动的各个环节，不仅要自觉做到认真负责、行为谨慎和一丝不苟，遇到复杂病情和危重患者，能果断准确处理，周密地防止各种意外情况的发生。同时，还要严格遵守各项规章制度和操作规程。

（3）护理伦理审慎的作用

1）能促使护士加强责任心：对治疗、护理工作审慎认真，养成良好的护理作风，从而加强责任心，避免因疏忽大意酿成护理差错或事故，最大限度地保证患者的身心健康和生命安全。

2）能促使护士自觉地提高伦理道德修养：做到任何情况下，即使是无人监督的时候，都能坚持护理伦理要求，尽职尽责地为患者服务，从而逐步达到"慎独"的境界。

3）能促使护士钻研业务知识和护理技术：如果业务知识贫乏、技术水平低下，就很难做到谨慎、周密地处理问题，及时发现和处理患者的病情变化等。因此，护士实践审慎的伦理要求，必须认真钻研业务知识，不断提高技术水平。

2. 保密

（1）护理伦理保密的概念：保密（confidentiality）即保守机密，不对外泄露。护理伦理保密是指护士在护理活动中应当具有对医疗和护理保守秘密的护理伦理品质。

（2）护理伦理保密的内容

1）保守患者秘密：对于患者的病史，各种特殊检查和化验报告，疾病的诊断名称、治疗方法等，以及患者不愿向外泄露的其他问题，护士都有保守秘密的义务，不能泄露，更不能当作谈话的资料而任意宣扬。否则，护士对造成的后果要负伦理甚至法律责任。

2）对患者保守秘密：在特殊情况下，患者的病情有可能出现某些不良的后果，为了避免给患者带来恶性刺激或打击患者治疗的信心，护士应该配合治疗、护理的需要，对患者保密。

（3）护理伦理保密的作用

1）保守患者秘密，有利于维护家庭、社会的稳定，增进家庭和睦与社会团结。

2）保守医疗保密，可以避免患者受到恶性刺激，以维护患者的自尊心、自信心，提高患者自身的抗病能力和战胜疾病的勇气，促进患者尽快康复。

3）有利于建立良好的护患关系，从而促进护理工作的开展和护理质量的提高。

（四）荣誉与良心

1. 荣誉

（1）护理伦理荣誉的概念：荣誉（honor）是指人们履行了社会义务之后，得到社会的赞许、表扬和奖励。护理伦理荣誉是指护士履行了自己的职责义务后,获得他人、集体或社会的赞许、表扬和奖励。它不仅是人们或社会对护士伦理行为社会价值的客观评价,而且也包含了护士伦理情感上的满足与欣慰。因此,它也是护士个人良心的知耻心、自尊心和自爱心的表现。

（2）护理伦理荣誉的内容

1）护士的伦理荣誉观是建立在全心全意为人民身心健康服务的基础之上的,是护理义务和职责、事业和荣誉的统一。护士只有热爱自己的事业,努力履行护理伦理义务,为人民身心健康作出贡献,才会得到人们和社会的赞扬与尊敬。

2）护士伦理荣誉是个人荣誉与集体荣誉的统一:个人存在于集体之中,集体是由个人组成的。任何个人荣誉中包含着集体智慧和力量,是群众和集体才能的结晶;任何集体荣誉都离不开每个护士所作出的贡献,离开个人奋斗,集体荣誉也就化为乌有。因此,集体荣誉是个人荣誉的基础和归宿,个人荣誉是集体荣誉的体现和组成部分,两者辩证统一,有机结合。

3）护理伦理荣誉观与个人主义虚荣心有本质区别:虚荣心是个人主义的思想表现,它把荣誉当成资本,把追求荣誉当作护理工作的奋斗目标。而护士的伦理荣誉观,是把荣誉看作是社会和他人对自己过去护理工作价值的肯定,是对自己的鞭策和鼓励。因此,在荣誉面前,应谦虚谨慎、戒骄戒躁、继续前进,即使自己做出了成绩而未能得到应有的荣誉甚至被误解时,也要不改初衷,不懈努力,甘当无名英雄。

（3）护理伦理荣誉的作用

1）评价作用:护理伦理荣誉通过社会舆论的力量,表达了集体、社会支持和反对的内容,从而促使护士对自己行为的后果与影响加以关注,进而获得一种做好治疗、护理工作,争取荣誉的精神力量。

2）激励作用:护士树立了正确的荣誉观,就会把履行护理伦理原则、规范变成内心的信念和要求,同时也会将这种信念和要求通过相应的护理伦理道德行为表现出来,从而形成一种内在的精神力量。此外,得到肯定是人的一种心理需要,社会舆论对护士的评价是一种无形的精神力量,护士从荣誉这种评价中得到肯定和激励,从而获得一种继续做好护理工作、不断争取荣誉的精神力量。

2. 良心

（1）护理伦理良心的概念:良心(conscience)是对所负伦理责任的内心感知和行为的自我评价及自我意识,是人的仁慈、善良的心理状态,对人的行为具有重要的自我调节作用。良心是伦理情感的深化,是人们伦理认识、情感与意志的总和在意识中的统一,具有稳定性和深刻性。同时,良心还具有历史性和阶段性。护理伦理良心是指护士在履行对患者、对集体和对社会义务的过程中,对自己行为应负伦理责任的自觉认识和自我评价能力。

（2）护理伦理良心的内容

1）在任何情况下，都忠于患者：这要求护士充分尊重患者的人格、价值和利益，不论有无监督，都要把患者利益放在首位，不做任何伤害患者的事情。这是护士必备的高尚的伦理良心。

2）忠于护理事业，具有为事业献身的精神：护理事业是一项发展中的事业，又是一种以救死扶伤为特殊使命的崇高事业。这就要求护士不仅要对患者负责、为患者的利益着想，还必须使自己的行为有利于护理事业的发展、必须有为护理事业奉献的精神。

3）忠于社会：护士既要对患者负责，又要对社会负责。护士应依靠自己的职业良心唤醒自己的职业伦理，自觉抵制不正之风，自觉维护护士的纯洁、美好形象，正确处理患者利益和社会利益的关系。

（3）护理伦理良心的作用

1）行为之前的选择作用：在护理活动某种行为之前，良心会根据护理伦理义务的要求，对行为动机进行自我检查，对符合伦理要求的动机给予肯定，对不符合伦理要求的动机加以否定，从而作出正确的抉择。

2）行为之中的监督作用：在护理活动过程中，良心对符合护理伦理要求的情感、信念和行为给予支持、肯定；相反，给予制止或否定，并及时调整行为方向，避免产生不良行为和影响。这就是良心的监督作用。

3）行为之后的评价作用：当护士的行为后果合乎伦理时，就会感到良心上的满足，精神上的欣慰和安宁；相反，当感到自己的行为不合乎伦理时，就会受到良心的谴责，从而感到惭愧、悔恨和内疚。护士正是在良心的不断自我评价中反省自我，不断提高自身的伦理修养。

第三节　护理职业关系的伦理规范

护理职业关系的伦理规范是护理伦理基本原则在护理活动中的实践表现，是护理伦理学的核心内容。学习并掌握它，对于提高护理质量、改善医德医风和加强医院精神文明建设、构建社会主义和谐社会极为重要。

护理实践中的人际关系主要是指在医疗护理实践中，同护理有直接联系的人与人之间的交往关系。它包括三个方面，即护士与患者的关系、护士与同行的关系和护士与社会的关系。处理好这三个方面关系应遵循的行为准则和规范即为护理关系伦理，其本质是协调好护理实践中的人际关系，更好地为患者和人民的身心健康服务。

防范护患纠纷从我做起

护士是医院里和患者接触最为频繁的人,频繁接触易导致护患纠纷,但绝大多数护患纠纷仅仅只是因为在沟通上出现了问题。在倡导人性化护理服务的今天,作为一名护士要适应时代要求,在日常护理工作中,不断对自身的思想品德、修养和专业知识、技术进行历练和培养,提高自身的综合素质,正确运用护理程序,把患者看作整体的人,并给予生理、心理、社会、精神、文化等全方位的护理,使患者真正得到人性化的关爱和服务。

一、护士与患者关系的伦理规范

在护患关系中,双方都应按照一定的伦理原则和规范对自身的行为进行约束和调节。对此,提出护患关系的伦理规范,以发挥其主导作用。

1. 热爱本职,精益求精　热爱本职工作,对护理业务精益求精是搞好护患关系的基础。因此,护士首先必须提高对护理工作意义的认识,要把护理看作是一种为了千百万人幸福所需要的光荣岗位和崇高事业,只有这样才能坚定献身护理事业的信心,用自己的行为,去赢得社会的理解、信任和尊重。同时,随着医学模式的转变和护理科学的发展,护理工作已从单纯的疾病护理转向对患者身心的整体护理,从对患者的护理向社会人群的保健护理扩大等。这就要求护士不仅要有扎实的护理基本知识、理论和技能,而且还要有相关学科的知识和技能,不断更新知识,使护理技术精益求精。

2. 举止端庄,态度热情　护士的举止、态度都会影响与患者的接触和交流,从而影响护患关系。护士的举止端庄,例如着装整洁、仪表端庄、自然大方、举止文雅、处事冷静、操作熟练、动作轻柔等,可以获得患者的信任与尊重,有利于建立良好的护患关系。护士的态度热情表现为同情、关心和体贴患者,诚恳、和蔼地对待患者,热心地为患者服务等,这样可以使患者产生亲切感和温暖感,也有利于建立良好的护患关系。

3. 尊重患者,一视同仁　尊重患者表现为护士要尊重患者的生命价值、人格和权利。充分尊重患者享受健康权益的平等性,不论患者的性别、民族、职业、信仰、国籍等,都要以诚相待,一视同仁。

4. 认真负责,任劳任怨　护理工作关系到患者的安危和千家万户的悲欢离合,每个护士都必须对患者的健康、安全和生命高度负责,自觉意识到自己对患者、对社会所负的道德责任。同时要不计较个人得失、不辞辛苦、不厌其烦、不怕脏累,发扬乐于奉献、任劳任怨的精神。这就要求护士必须以严肃的态度、严格的要求和严谨的作风,遵守各项规章制度,执行各项操作规程,使各项护理措施及时、准确、安全和有效。要避免因护理工作平淡而产生厌烦、松懈情绪;避免因护理工作紧张、繁忙而产生慌张、马虎的作风;

避免因护理工作不顺利、心情不舒畅而产生急躁、不耐烦的态度；避免因夜班无人监督而产生侥幸心理等。

5. 语言贴切，保守秘密 语言是护患之间交流的工具。语言贴切是指护士与患者交流中使用的语言规范、文明等。护士要善于使用通俗性语言、礼貌性语言、安慰性语言、解释性语言、鼓励性语言等，同时要注意体态语言的作用。出于人道主义精神，护士对患者的生理缺陷、隐私以及疾病的不良预后等，要用保护性语言。特别是对一些危及生命的疾病，不能随意告诉患者。

6. 廉洁奉公，遵纪守法 廉洁奉公要求护士为维护和增进人民的健康服务，清廉洁身，不贪私利。每一个护士都应严于律己，自觉抵制不正之风，保持护理职业的尊严和荣誉。遵纪守法，是指护士要遵守国家法令、法律和卫生法规，要遵守医院的规章制度和职业纪律。为此，每个护士都要维护法纪的权威性，要学法、懂法，既要维护患者及他人的正当权益，也要保护自身的权益不受侵犯。

7. 理解家属，耐心解疑 护理工作离不开患者家属的配合。护士与患者家属的关系，对疾病的治疗、护理起着相当关键的作用。所以护士应理解家属并做好其思想工作，以尊重和同情的态度对待他们：对于家属提出的要求，凡是合理的、能够做到的，应虚心接受并予以满足；家属提出的要求合理但由于条件限制难以做到的，应向家属做好解释工作，以获得到对方理解；对家属提出的不合理的要求也要耐心讲解，不可急躁，不能置之不理，应以平等的态度交换意见。

二、护士与同行关系的伦理规范

（一）医护关系的伦理规范

医生与护士之间的关系称为医护关系。两者并列平等，缺一不可，相互交流，互相协作，互为补充，关系十分密切。

1. 相互尊重，相互信任 医护之间要尊重、信任对方，双方要充分认识对方的职责和作用，承认对方工作的独立性和专业性，支持、配合对方的工作。在医疗过程中，护士接触患者的机会多，观察患者病情比较全面细致，医生要重视护士提供的病情信息，信任并支持护士的工作。同时，护士要尊重和信任医生，主动协助医生工作，维护医生的威信。只有医生和护士相互尊重、相互信任，才能共同为患者提供优质的服务。

2. 彼此平等，团结协作 医护之间的关系是"并列－互补"的平等关系。医生和护士的工作从本质上是平等的，只是侧重面有所不同，要共同对患者负责。医护之间在完成医疗任务过程中，除各自职责外，应当相互交流协作，积极配合互补。

3. 相互制约，彼此监督 医护双方为了共同维护患者的利益，防止医护差错事故的发生，必须相互制约、彼此监督。在护理实践过程中，护士应当能动地执行医嘱，一旦发现问题，本着对患者负责的态度，及时、善意地给医生指出。同样，医生对护士在服务质量与服务态度上存在的问题，也应给予善意的批评和帮助。医护双方对医护差错事故、对违反规章制度和搞不正之风的人和事等采取得过且过、不负责任的态度，这既是错误的，也是不道德的。

（二）护护关系的伦理规范

护士与护士间的护护关系又称为护际关系。护士要以全心全意为患者健康服务为指导思想，加强护士之间的团结协作、互帮互学、互敬互爱、同心同德，在此基础上建立起密切的工作关系，这对提高护理队伍的整体素质、提高护理质量、提供优质服务及医院精神文明建设都具有重要的现实意义。

1. 团结协作，责权明确　护理工作既要强调团结协作，也要分工明确，责任明晰。不同岗位上的护士都应各司其职，各尽其责，协调一致，为对方的工作提供支持，形成彼此间的最佳配合，有条不紊地完成各项任务。当遇到突发事件，例如抢救危重患者时，要求护士不计较个人得失，本着患者第一的原则，主动团结协作，密切配合，奋力去完成抢救任务。同时，还要相互关心彼此的困难和疾苦，主动协助他人的工作，使整个护理工作处于和谐、有序状态，从而更好地为患者服务。

2. 尊重爱护，互相学习　护士之间是同事、同志和兄弟姐妹关系，应当互相尊重、互相爱护，维护同行的威信，尊重其人格和自尊心。尤其是当上下级护士之间是领导与被领导关系时，领导应该严于律己、以身作则、关心下级；下级应该尊重上级、服从领导。在职称关系上，高级职称的护士对中级、初级职称的护士有指导和教育的责任，要主动关心和帮助青年护士提高业务水平和能力；中级、初级职称的护士应尊重高级职称的护士，虚心地向他们学习护理理论、护理技能和工作作风。在护士与护生之间的关系中，提倡尊师爱生、教学相长、共同提高。总之，要十分强调下级护士尊重上级护士，虚心求教、勤奋学习；上级护士在传、帮、带中要鼓励和学习青年护士善于更新知识和积极进取的精神。这样，才能相互促进、取长补短，提高护理质量，促进护理事业的发展。

（三）护技关系的伦理规范

护士与医疗技术人员的关系称为护技关系。双方应团结一致，共同为临床第一线做好服务，这对提高医护质量具有十分重要的意义。

1. 团结互助，合作共事　为了保证患者得到正确的诊断和及时的治疗，医技科室人员必须为诊疗、护理提供及时、准确的依据；作为护士必须了解各医技科室的工作特点和规律，本着团结互助、合作共事的精神，为医技人员提供方便和支持。总之，双方都要为及时救治患者尽心尽力，共同为患者的健康服务。

2. 相互尊重，以诚相待　护技之间应相互尊重、相互体谅、通力合作。在工作中两者如果存在不同意见和矛盾时，不能相互埋怨、相互指责，而是从自己的工作中找漏洞，以实事求是的态度，以诚相待，协商解决问题。

（四）护士与行政、后勤人员之间关系的伦理规范

随着医院管理由经验管理向科学管理转化，要求护士与行政管理人员和后勤人员密

切联系,共同促进患者的康复。因此,护士处理好与行政、后勤人员的关系具有重要的现实意义。

1. 护士要尊重行政管理人员,服从组织领导 无论医院领导还是职能部门的工作人员,都要树立为临床医疗工作服务的思想,在人员配备、专业培训、设备更新等方面要为第一线着想;护士也要尊重行政管理人员,并向其反映正当的需求,即便是一时解决不了的,也要树立全局观念,理解并支持行政管理人员的工作,服从组织领导。

2. 护士要尊重后勤工作人员,珍惜并爱护其劳动成果 后勤工作是医院的重要组成部分。他们负责物资、仪器设备、生活设施等的提供和维修,是护理工作正常进行和提高护理质量的保障,也是医院正常运转不可缺少的环节。后勤人员要树立为临床第一线服务的思想,尽职尽责地做好后勤保障工作;同时,护士也应树立尊重后勤人员的思想,珍惜并爱护他们的劳动成果,共同为患者健康服务。

三、护士与社会公共关系的伦理规范

随着医学模式的转变和护理学理论的发展,护理工作已经走出医院,走入社区,全面面向社会,与社会公共利益的关系愈来愈密切。护士应遵循其与社会公共关系的伦理规范。

1. 热情服务,坚持原则 护士和其他医务人员一道,面向社会积极开展预防疾病、卫生科普的宣传教育和疾病的社会调查,满腔热忱地为增进社会群体的健康水平而贡献自己的力量。在履行自己的社会责任时,如果遇到患者个体利益与社会群体利益发生矛盾时,要坚持原则,维护社会整体利益,不能为少数患者的利益而损害社会的利益。

2. 主动支持,全力以赴 护士对其所担负的预防保健、灾情疫情救护、爱国卫生运动等社会责任,要主动参与,周到服务,并积极提供技术指导,加强信息交流,认真完成各项任务。对于重大灾害救护的紧急任务,护士要恪守职责,发扬救死扶伤的人道主义精神,听从召唤,不畏艰险,全力以赴,积极参与,敢于担风险、负责任,富有自我牺牲的献身精神。这都是护士的道德义务和社会责任。

第四节 临床科室护理伦理道德要求

临床护理工作是医疗卫生事业的重要组成部分,担负着救死扶伤、保障人民健康的特殊任务。临床护士是为患者提供护理服务的主体,其业务水平的高低和职业道德的好坏直接制约和影响着护理行为和护理质量。

一、整体护理的伦理道德要求

整体护理是指以患者为中心,以现代护理观为指导,以护理程序为核心,将护理临床业务和护理管理的各个环节系统化的护理工作模式。整体护理强调人的整体健康,即生理、心理和社会适应的良好状态;强调人与环境的相互影响;要求护士为护理对象提供全方位的专业性服务。

(一)尊重患者,自觉服务

整体护理强调以护理对象为中心,要求护士要始终将患者的需要和利益放在第一位。尊重患者首先是尊重患者的生命,其次是尊重患者的个性。在开展整体护理时,应考虑到每个人都是独特的,要从人的生理、心理和社会文化需要出发,尊重个体的需求和宗教文化背景。在制订护理计划时,要充分尊重患者及其家属的意见,与他们共同制订护理计划,调动患者康复的积极性,增强患者对恢复健康的信心。

护士为患者实施整体护理时,应主动评估患者现存的或潜在的护理问题,依照专业理论知识科学地制订护理目标及措施,并自觉地进行全程评价,不断修正护理方案,从而促进患者达到最佳的健康状况。主动服务、自觉服务是提高整体护理质量的关键因素。因此,承担责任的自觉性是做好整体护理工作的重要道德条件。

(二)刻苦钻研,科学施护

整体护理对护士的专业素质要求较高。首先,整体护理强调个性化特征,要求因人施护;第二,护士要有较强的沟通、教育、协作及管理能力,能熟练运用心理学、社会学、健康教育学、护理管理学等人文学科知识和技能,高效完成护理工作;第三,护士要独立对患者评估、护理及评价,要求具备较强的临床思维能力,缜密思维,科学决策,按护理问题的轻重缓急妥善解决。要达到上述要求,护士必须终身学习,努力钻研,结合患者的实际情况提供个性化、科学的护理服务。同时还要积极开展护理科研,促进护理学科的发展。

二、特殊患者的护理伦理

(一)儿科患者的护理伦理

儿童处于不断的生长发育过程中,各个器官、系统及心理均发育不成熟,与成人不尽相同。因此,护士应结合儿科患者的特点,恪守职业道德。

1. 儿科患者的特点

(1)病情发展变化较快:儿童因为生长发育尚不成熟,免疫力相对较低,容易患上传染性疾病。同时,儿童患病后病情发展变化较快,如未及时发现处理,还会诱发其他疾病。

(2)病情表述不准确:儿童的理解和表述能力有限,往往不能准确地主诉病情,特别是幼儿大多通过哭闹等形式来表现身体的不适。

(3)缺乏自我保护能力:儿童好奇心强,生性好动,但是自我保护能力差,需要家长陪护照顾。

(4)心理承受力低:疾病带来的痛苦和医院陌生环境引起的紧张、恐惧,会让儿童烦躁不安、大声哭闹，有的不愿意配合护士治疗。

2. 儿科护理的伦理道德规范

（1）体贴关爱，治病育人：儿童在成长阶段特别需要得到关爱和照顾，患儿对爱的需求更为强烈。他们遭受着疾病带来的痛苦，面临着分离性焦虑，承受对病情的担忧等，这些痛苦可能在患儿心理留下阴影，对其身心发展构成威胁。护士应有一颗慈母般的心，发自内心地关爱孩子，做到语言温和亲切、态度和蔼，多抚摸、多陪伴患儿等。

儿童患病牵动全家人的心，家长易表现出紧张、焦虑，对患儿过分照顾。护士应理解家属的心情，及时与家属沟通，不要争吵或埋怨，要做好健康教育，指导家属落实疾病的预防和保健措施，共同促进患儿的康复。

儿童的心理处在发育阶段，尚未建立稳定的价值观和道德观，可塑性强。护士要时刻想到自身言行对患儿的影响，随时运用儿童心理学、儿童教育学的科学观点照护患儿。

（2）密切观察，审慎护理：儿童的免疫系统及各器官功能尚在发育过程中，机体抵抗力较差，易发生感染。患儿不善于主动、准确地叙述病情变化，并且起病急、变化快。因此，护士应严密观察病情，发现哭闹、发热、抽搐、精神不佳等变化，应慎思明辨，准确判断，及时汇报，积极配合医生救治。

患儿因为年龄小，安全意识差，自我保护能力不强，易造成意外伤害。护士应加强巡视，随时发现可能存在的安全隐患，创造安全、舒适的病房环境，促进患儿的康复。

（3）精益求精，恪守慎独：小儿病情急、变化快，而且儿童在治疗过程中配合程度差、易哭闹，导致儿科护理操作专科性强、难度大。因此，要求护士在实践中勤学苦练，具备扎实的理论知识和专科护理技能，在技术上精益求精。

新生儿病房、儿科监护室因治疗环境特殊，不允许亲人陪伴，治疗、护理要求高，护士更应严格遵守操作规程，尽职尽责，始终如一，慎独自律。

（二）老年患者护理的伦理道德要求

人口老龄化已经成为当今一个重要的社会问题。中国是一个人口大国，也是一个老龄人口大国。老年期是人生中的一个特殊时期，在这个特殊时期内，老年人各类疾病尤其是慢性疾病的患病率呈上升趋势，同时易产生各种心理障碍，严重影响老年人的生活质量。因此，老年护理工作的任务更艰巨、更重要，工作范围也更广泛，对肩负着维护和促进老年人健康的护士也有着更高的道德要求。

1. 老年患者的特点

（1）心理特点：老年患者离家入院后，由于疾病造成的痛苦和医院陌生环境带来的不适，使老年患者容易有伤感、恐惧和焦虑等情绪，这些情绪外化为猜疑病情、自卑无言、激动暴躁等，不利于护士护理和老年患者康复。

（2）生理特点：随着年龄的增加，老年人在生理功能上出现明显的衰退，器官功能日益减退、机体免疫力下降、身体行动不便、多种慢性病并存。老年患者反应性和敏感性降低，患病的临床表现不典型。

2. 老年患者护理的伦理道德规范

（1）尊重老人，理解关怀：老年患者阅历深，知识和生活经验丰富，过去对社会和家庭都作出了贡献，应该受到社会和后辈的特别尊重。在医疗护理工作中，尊重老年人首先体现在人格尊严的尊重，做到称呼得体、言行礼貌、举止文雅、心境大度；其次表现在对其自主生活的尊重，在保证老年患者安全的前提下，尽量鼓励他们自我护理，维护其尊严。此外，尊重老年人的价值观也非常重要。护士对老年患者一些不良的生活习惯，应借助健康教育的理论和方法科学地进行，晓之以理，动之以情，切忌当众批评。

（2）关心帮助，有效沟通：老年患者因衰老出现感知觉减退、记忆力下降，情绪趋向不稳定，对诊断、治疗疑虑多，对预后更是忧心忡忡。因此，护士要热情关心、主动帮助老年患者。在日常护理过程中，护士应认真仔细观察他们的情绪和行为变化，耐心倾听其诉求，发现心理问题后，应积极寻找对策，给予支持和疏导。对老年患者提出的有关疾病和治疗、护理的疑问应耐心答疑，充分解释。鼓励家属及其他社会关系参与到护理工作中，使老年患者感受到家庭、社会的支持与温暖。

护士应熟悉老年人的特点，在沟通过程中耐心、细致，语音清晰，语速适当放慢，注意运用非语言沟通技巧，例如倾听、微笑等，以保证沟通效果。对于存在认知功能减退的老年患者，护士要多交代、多提醒。

（3）细致观察，耐心护理：老年患者器官衰老，功能退化，感觉迟钝，症状、体征常不明显，如果不认真观察可能会延误病情。而且老年人患病往往是多种疾病并存，导致症状、体征叠加，使病情变化更不易于预测。所以，护士要以高度的责任感，细致观察病情，不能忽略任何疑点和微小变化；耐心护理老年患者，切忌急躁，不能流露出不耐烦或厌恶的情绪。

（三）妇产科患者护理的伦理道德要求

妇产科是直接为妇女健康服务的一门专科医学，任务是保健、预防和治疗疾病。妇产科护理不仅仅局限于保障妇女健康，还关系到两代人的健康平安，同时还涉及优生优育、保证人口素质等重要职责。

1. 作风严谨，保护隐私　害羞、惶恐、压抑是妇科患者普遍的心理状态。所以，对这类患者进行检查或治疗时，态度要严肃，行为要端庄，不得随意开玩笑。护士在为患者进行操作时应避开异性和人群，男医生为患者检查时应有女性护理人员在场。对患者的病情、病史及个人隐私等，绝不能外传或当作谈资。

2. 高度负责，规范操作　妇产科护理质量的优劣，除直接关系到患者本人的生命安危外，还涉及下一代的身心素质与安全。因此，护理人员要有高度的责任感，工作要十分谨慎、认真细致。

3. 敏捷果断，敢担风险　妇产科患者病情潜隐，疾病变化急剧。例如异位妊娠极有可能出现输卵管破裂、大出血，导致产妇死亡等，这些都需要医护人员迅速判断病因、病情，果断决定实施措施，进行处理和抢救。如果怕担风险而犹豫或拖延，就有可能造成不可挽回的损失和后果。因此，护理人员必须具有当机立断的魄力和勇担风险的精神。

4. 关爱患者，心系社会　妇产科患者由于内分泌的变化及因疾病、手术和妊娠等都会出现一些特殊的心理变化，例如更年期的急躁、忧虑、抑郁、固执心理等，一些患者就诊治疗时有害羞心理。护理人员要针对患者的不同心理耐心解释、诱导，表现出高度的同情和关心，消除患者的顾虑，增强其信心，减轻其身心痛苦，以利康复。此外，在产妇分娩期间，家属在产房或手术室外等候，身心紧张、疲惫，容易出现焦虑等心理问题。因此，护士也应关注产妇家属，为他们提供便利条件与服务。此外，妇产科护士还应协调好患者利益与社会利益之间的关系。

（四）传染病患者护理的伦理道德要求

传染病是指各种致病性病原体通过各种途径侵入人体而引起的疾病。传染病具有传染性、阶段性、流行性和季节性等特点，决定了传染科护理工作的特殊性。

1. 爱岗敬业，注重防护　从事传染病护理的工作人员，要深入疫区、病房，工作艰苦，感染概率大。患者的日常生活护理及一切治疗、抢救等工作都离不开护士。长年累月在传染病房工作，与传染病患者朝夕相处，感染疾病的风险很高。热爱本职工作、具有无私奉献精神，是对从事传染病护理的工作人员首要的道德要求。

传染科护士应严格执行消毒隔离制度，牢固树立无菌观念，切断各种传播途径，防止患者间交叉感染。护士的生命和患者的生命同样珍贵、神圣，因此，护士也要做好自我防护和职业风险防范，切不可因为防护措施烦琐而省略；一旦发生职业暴露，要及时处理，将对护士的危害降到最低。

2. 关注心理，尊重患者　传染病患者的心理状况复杂，压力较大，常见的心理问题有忧虑感、孤独感、自卑感、被限制感和不安全感等。护士应理解患者的心理，不对患者患病的原因进行道德判断，一视同仁，维护患者的人格尊严。针对患者的心理问题进行护理，帮助其解除不良情绪，促进患者积极配合治疗及护理，使其尽早恢复健康。

3. 履行职责，依法上报　依据法律和法规，使传染病的防治工作做到有法可依，各级人员应该认真贯彻执行。一旦发现传染病患者、疑似患者或者病原体携带者，除根据患者的具体情况采取防治和护理措施外，还必须迅速、准确地填写传染病报告卡，及时向医疗保健和防疫机构进行疫情报告。防止迟报、漏报、错报，绝不允许隐瞒和谎报疫情，否则将负法律和道德责任。

4. 预防为主，服务社会　由于传染病具有传染性、流行性的特点，对社会危害较大，因此，国家对传染病的防控要求高。护士应利用各种途径加强宣传和教育，提高全民的预防保健意识，防止传染病的发生和传播。

（张译允）

本章概述了护理伦理的原则、规范和范畴，护理职业关系的伦理规范等内容，这些构成了护理伦理学的基本理论，旨在引导护理学专业学生用护理伦理学基本理论分析和解决护理执业过程中及医学实践中的伦理问题，培养护理学专业学生的伦理、人文素养，增强护理学专业学生与患者、医生等的沟通能力，实现和谐护患、护医关系，积极提升护理质量。

本章的重点是护理伦理的原则、规范和范畴。

本章的难点是护理职业关系的伦理规范。

思考与练习

1. 请谈一谈你对护理伦理学的初步认识。
2. 如何理解道德和伦理的关系？
3. 如何培养护理人员良好的道德品质？
4. 护患双方基本的权利与义务是什么？
5. 护理伦理学的基本范畴是什么？
6. 请简述建立和谐医护关系的意义。

附 录

实 训 指 导

实训一　护士体态礼仪实训

【实训目的】

1. 掌握护士基本体态礼仪：站姿、坐姿、行姿等的动作要领；护理工作中的体态礼仪：端治疗盘、推治疗车、持病历夹等工作中体态礼仪的动作要领。

2. 能够在工作中展示护士规范的站立、行走礼仪，体现护士的良好职业形象。

3. 熟练掌握并恰当地运用护理工作仪态礼仪。

【实训准备】

1. 学生准备　课前阅读情景案例、观看相关视频、去医院见习等。学生分成若干小组，每组 4～6 人。学生着护士装，衣帽整洁。

2. 环境物品准备　形体训练室，治疗车、治疗盘、病历夹、椅子等。

3. 情景案例　医院门诊、急诊、病房等不同情景下的模拟训练案例。

【实训过程与方法】

1. 教师讲解护士基本仪态礼仪的要求、要领及注意事项。学生分 4～6 人一组，每组由组长负责组织练习，实训过程中同学之间相互纠错，并对照镜子练习。

（1）站姿训练

1）站姿要领：头正、肩平、下颌微收、双目平视、挺胸、收腹、立腰、提臀，双臂自然下垂，双手轻握于腹前，双腿并拢。

2）训练方法

贴墙训练法：贴墙壁，尽量将足跟、小腿、臀部、肩胛部、枕部与墙壁紧紧相贴，头、背、臀、脚后脚跟四点一线，全身挺直，肌肉绷紧，保持 20～30 分钟。

背靠背训练法：身高相近的两人一组，背靠背紧密相贴，两人的小腿、臀部、双肩、枕部贴紧。两人的小腿之间夹一张小纸片，不能让其掉下。每次训练 20 分钟。

强化法有五点夹纸板和提踵找平衡。

五点夹纸板：为加强训练效果，可以在身体与墙壁或背部接触的五个点夹上纸板，以纸板不掉落下来为标准，练习平衡感和挺拔感。

提踵找平衡：按照站姿要求站好，提起脚跟，全身肌肉绷紧，身体挺拔向上，坚持数秒，再缓缓放下,重复练习,增强身体的平衡感。

（2）行姿训练

1）行姿要领:以标准站姿为基础,抬头挺胸、双目平视,起步前倾、重心在前,脚尖前伸、步幅均匀,双肩平稳、双臂摆动。

2）训练方法:头顶书本,以标准行姿行进,双目平视前方,双臂自然下垂,肌肉稍绷紧,掌心向内,以身体为中心前后摆动30°为宜,并保持走动时书本不掉落。行走时上身挺拔、腿部伸直、腰部放松,摆动大腿关节,大腿带动小腿,步履轻盈、弹足有力。这是为了训练脊背和脖颈挺直。为使行走姿势优美,特别是对有八字步走路习惯的人,可在地上画一条5cm的线带,起步后让两脚的内侧缘尽量落在线上,确有困难者可走成"柳叶步",即脚跟落在线上,脚掌处落在线的边缘,使脚尖略向外展。随着训练的进程,5cm宽的线带逐步改成3cm宽、1cm宽。注意双目平视,不能往地上看,收腹、挺胸、面带微笑,充满自信和友善。配上节奏明快的音乐,训练行走时的节奏感。

（3）坐姿训练

1）坐姿的要领

轻:就座动作要轻,避免使座椅或其他物品发出响声。

稳:就座后再调整坐姿,动作幅度不宜过大。

定:坐定后不宜频繁更换坐姿,双腿和双脚不要摇晃颤动。

缓:离座时要有示意,缓慢起身。

2）训练方法

单人训练法:立于椅前,身体距椅子15～20cm。一腿向后撤半步,小腿轻触椅子,尽量不出声响,不可回头找椅子。身体保持自然、挺直,双手捋平裙摆,轻稳落座于椅子的前1/2～2/3,两腿平行放好,两手自然置于腿上,保持标准坐姿。正确的坐姿要兼顾角度、深浅、舒展三方面的内容。①角度:即入座后上身与大腿、大腿与小腿形成的角度。②深浅:即坐下后臀部与座位接触面积的大小。③舒展:即入座前后上下肢的活动、舒张程度,可以反映出与交往对象的亲疏关系。

两人配合法:甲同学搬起椅子轻轻放于乙同学身旁,微笑说"请坐",乙同学回应"谢谢"并按规范动作从左侧入座。起立时,速度适中,既轻又稳。两人可反复换位练习。

（4）蹲姿训练

1）蹲姿的要领:练习以双腿高低式拾物为主。姿势优雅,符合力学原理,动作规范、省力。

2）训练方法:在地上放置物品后,训练者在行进中下蹲,上身尽量直立,视线落于物品上。一手拾物或操作,另一手靠近腰身或放于腿上。反复进行练习。

（5）端治疗盘:双手端治疗盘时,护士双手托治疗盘两侧边缘的中部,手不能触及盘内缘,曲肘关节成90°,上臂自然贴近躯干,身体距离盘边缘3～5cm。设置场景:当行进到病室门前时,用一手端盘,另一手开门进入病室;或双手端盘,侧身用身体一侧肩、肘部将病室门轻轻推开。进入病室,切忌用脚踢开门。

（6）推治疗车:护士推治疗车行进时,双手扶把,把稳方向,双臂均匀用力,重心集中于前臂,抬头,挺胸直背,躯干略向前倾,按基本行姿向前行进。在行进和停放过程中注意平稳。设置场景:推车入室前需停车,用手轻推开门后,方能推车入室;不可用车撞开门,入病室后应先关门再推车至病床旁。

（7）持病历夹:手握病历夹边缘的中部,病例夹平面与身体纵向成45°,另一手自然下垂,或者手掌握病历夹边缘的中部,放在前臂内侧,持物的手贴近腰部,病历夹的上侧边缘略为内收。

（8）开关门礼仪:进门时先敲门,征得同意后方可进入。开门后先向房间内的人微笑示意,随后侧身关门。出门时转身走到门口打开房门,再次转身使身体面向房间,配合微笑和"再见"等礼貌用语,轻轻关好房门离去。

2. 按学习小组进行,根据实训案例创设情景,进行角色扮演。教师给予指导、评价。

3. 教师指定一组学生代表进行角色扮演。

4. 其他同学对代表组的表演进行点评。

5. 教师总结,学生做好记录。

【实训评价】

1. 行走、站立姿势端正,双目平视,上身挺直、收腹,两肩水平,两臂前后摆动自然,两腿靠拢,步态敏捷轻盈,优美大方,精力充沛。

2. 坐下时双手或单手整理衣裙,坐姿端正自然,臀部占椅面的 1/2～2/3,两膝靠拢,双手自然放置于腿上,入座、起立动作轻稳。

3. 蹲下捡物,以节力美观为原则,上身直立,双脚前后分开,屈膝蹲下,一手扶裙,一手捡物,衣裙勿触地。

4. 端治疗盘,上臂靠近躯干,前臂与上臂成直角,双手置于治疗盘两侧边缘,治疗盘距离胸部一拳距离,手指不触及治疗盘内面,端盘平稳,行走自如。

5. 推车行走平稳自然,姿势优雅美观,动作轻盈敏捷,慢步轻走,避免声音过响。

6. 持病历夹,行走时将病历夹放在身体一侧,置于左前臂打开,动作自然优美。

7. 开关门时,敲门进入,轻开轻关,注意礼让。

8. 服装鞋帽整洁,妆容自然大方。

9. 表情自然、彬彬有礼。

10. 动作整齐、节力美观。

【实训报告】

1. 每个同学撰写一份实训报告。

2. 进行社会实践,并以小组为单位制作一份PPT,汇报实训和社会实践结果。

（李夫艳）

实训二　护患语言沟通实训

【实训目的】

1. 掌握护患语言沟通的原则和技巧。

2. 体验护患语言沟通在处理护患冲突中的作用。

【实训准备】

1. 学生准备　学生认真复习护患语言沟通和非语言沟通的原则、内容和技巧;收集护士处理护患冲突的演示视频;查阅护士接待患者的资料、护患沟通的资料;收集护患沟通的成功案例;学生分若干组,每组5～6人,每组推选一名主持人、一名护士、一名或多名患者。

2. 环境准备　多媒体教室；教室桌椅摆放于四周，中心处放一个凳子、一把长椅，模拟病房。

【实训过程与方法】

1. 教师介绍本次实训目的与要求，复述护患语言沟通的原则、技巧，介绍实训案例及实训场景。

2. 按学习小组进行，在小组长带领下根据实训案例创设情景，进行角色扮演。教师给予指导、评价。

3. 播放护患沟通的演示视频，学生观察视频的细节，找出沟通的技巧。学生发言，教师进行总结。

4. 教师指定一组学生代表进行角色扮演。

5. 其他同学对代表组的表演点评。

6. 教师总结，学生做好记录。

【实训报告】

1. 列出实训情景中护士在接待患者时遵循的护患语言沟通原则和技巧，使用的护患非语言沟通内容。

2. 假如你是实训案例中的护士，列出你的处理方式。

3. 简述病史询问、接诊、治疗中的沟通技巧。

（杨志敏）

实训三　护理执业中具体伦理原则案例分析

【实训目的】

学会用护理执业中具体伦理原则分析、解决护理工作中的问题。

【实训准备】

1. 学生准备　学生认真复习护士伦理道德修养的内容；预习案例情景，查阅相关资料。

2. 环境准备　将课桌拼成会议桌，分组摆放，用于小组讨论。

【实训过程与方法】

1. 教师介绍本次实训的目的与要求，介绍案例，提出讨论问题。

2. 学生分组讨论。

3. 每组推选一名学生重点发言，汇报本组讨论结果。

4. 同学评价每组的汇报结果。

5. 教师总结。

【实训报告】

1. 整理出每组讨论的结果。

2. 列出本堂课中用到的护理伦理学的基本知识。

（张译允）

教学大纲（参考）

一、课程性质

护士人文修养是中等卫生职业教育护理专业一门重要的专业选修课。本课程涵盖了护士社会学修养、护士审美修养、护士礼仪修养、护士人际关系修养、护士伦理道德修养等重要内容。本课程的主要任务是：使学生了解护士与社会的关系，明晰护士的社会角色，熟悉一定的美学知识，提高文化品位和审美情趣，掌握护理伦理原则、规范和范畴，提高护士道德品质，同时培养学生在护理实践中的社交礼仪和人际沟通能力，使学生成为具有良好的职业道德品质、具有较高文化素质的实用型护理人才。

二、课程目标

通过本课程的学习，学生能够达到下列要求：

（一）职业素养目标

1. 具有一切为了患者、全心全意为人民健康服务的理念。

2. 具有良好的审美修养和文化品位。

3. 具有良好的职业道德修养。

4. 具有良好的人际沟通能力、团队合作精神。

（二）专业知识目标与技能目标

1. 掌握护士的礼仪、人际关系、伦理道德的相关知识。

2. 熟悉与护士工作相关的社会学和美学知识。

3. 了解社会学和人文修养的基本概念。

4. 熟练掌握护士礼仪和沟通技巧。

5. 学会将护士人文修养的基本理论、基本知识运用于护理工作中。

三、教学时间分配

教学内容	理论	实践	合计
一、绪论	2	0	2
二、护士社会学修养	4	0	4
三、护士审美修养	4	0	4
四、护士礼仪修养	8	2	10
五、护士人际关系修养	6	2	8
六、护士伦理道德修养	6	2	8
合计	30	6	36

（表头"学时"跨越理论、实践、合计三列）

四、课程内容和要求

单元	教学内容	教学要求	教学活动参考	参考学时	
				理论	实践
一、绪论	（一）人文修养概述		理论讲授 案例教学	2	
	1. 人文与人文科学	了解			
	2. 人文修养	了解			
	3. 人文关怀	了解			
	4. 人文修养与人文关怀的关系	了解			
	（二）护士人文修养概述				
	1. 护士人文修养的概念	熟悉			
	2. 加强护士人文修养的现实意义	了解			
	（三）提高护士人文修养的有效途径和方法				
	1. 加强护士人文知识的教育	了解			
	2. 积极投身护理实践	了解			
二、护士社会学修养	（一）社会和社会学概述		理论讲授 案例教学	4	
	1. 社会的概念	了解			
	2. 社会的功能	了解			
	3. 社会学及其研究对象	了解			
	4. 社会学的学科特点	了解			
	5. 社会学的功能	了解			
	（二）社会化				
	1. 社会化的概念	熟悉			
	2. 社会化的内容	熟悉			
	3. 社会化的意义	熟悉			
	4. 社会化的方法	熟悉			
	5. 社会化的途径	熟悉			
	（三）护理社会学				
	1. 护理社会学的形成	了解			
	2. 护理社会学的研究内容	熟悉			
	3. 学习护理社会学的意义	了解			
	（四）护士与社会工作				
	1. 护士与社会工作的关系	熟悉			
	2. 护理社会工作的对象	熟悉			
	3. 护理社会工作的内容	掌握			
	4. 护理社会工作的方法	掌握			

单元	教学内容	教学要求	教学活动参考	参考学时	
				理论	实践
三、护士审美修养	（一）美的基本形态		理论讲授	4	
	1. 自然美	熟悉	案例教学		
	2. 社会美	熟悉	角色扮演		
	3. 艺术美	熟悉	情景教学		
	（二）护理美学概述		教学录像		
	1. 护理美学的学科性质	熟悉			
	2. 护理美学的范围	熟悉			
	3. 护理美学的呈现形式	熟悉			
	（三）护士审美修养提升				
	1. 护士审美修养的目标	掌握			
	2. 护士提升审美修养的途径与方法	了解			
	（四）护士职业形象美				
	1. 护士职业形象美的变迁	了解			
	2. 护士职业形象美的内涵和意义	了解			
	3. 护士职业形象美的呈现	了解			
	4. 护士职业形象美的塑造途径和方法	了解			
四、护士礼仪修养	（一）护士礼仪概述		理论讲授	8	
	1. 礼仪	熟悉	案例分析		
	2. 护士礼仪	熟悉	情景教学		
	（二）护士仪表礼仪		角色扮演		
	1. 护士仪容礼仪	掌握	讨论		
	2. 护士工作服饰礼仪	掌握	多媒体演示		
	（三）护士仪态礼仪		教学录像		
	1. 护士基本体态	掌握			
	2. 护理工作中的体态礼仪	掌握			
	（四）护士交往礼仪				
	1. 见面礼仪	熟悉			
	2. 通信礼仪	熟悉			
	（五）不同岗位护士礼仪				
	1. 门诊护士礼仪	熟悉			
	2. 急诊护士礼仪	熟悉			
	3. 病房护士礼仪	熟悉			
	实训一 护士体态礼仪实训	熟练掌握	技能实践		2

单元	教学内容	教学要求	教学活动参考	参考学时 理论	参考学时 实践
五、护士人际关系修养	（一）人际关系		理论讲授	6	
	1. 人际关系的基本知识	熟悉	案例分析		
	2. 人际关系的影响因素	熟悉	情景教学		
	3. 人际关系的基本理论	熟悉	角色扮演		
	（二）人际沟通		讨论		
	1. 人际沟通的基本知识	了解	多媒体演示		
	2. 人际沟通的影响因素	掌握	教学录像		
	（三）语言沟通				
	1. 语言沟通的基本知识	熟悉			
	2. 护士语言沟通的主要类型	熟悉			
	3. 护患语言沟通的技巧	掌握			
	（四）非语言沟通				
	1. 非语言沟通的基本知识	熟悉			
	2. 护士非语言沟通的主要形式及其作用	掌握			
	3. 护士非语言沟通的基本要求	了解			
	（五）护理人际关系				
	1. 护士与患者的关系	掌握			
	2. 护士与患者家属的关系	掌握			
	3. 护士与其他医护人员的关系	熟悉			
	实训二　护患语言沟通实训	熟练掌握	技能实践		2
六、护士伦理道德修养	（一）伦理道德概述		理论讲授	6	
	1. 道德与伦理学	了解	案例分析		
	2. 护理伦理学	了解	情景教学		
	（二）护理伦理的原则、规范和范畴		讨论		
	1. 护理伦理基本原则	熟悉	多媒体演示		
	2. 护理伦理的基本规范	熟悉			
	3. 护理伦理的基本范畴	掌握			
	（三）护理职业关系的伦理规范				
	1. 护士与患者关系的伦理规范	掌握			
	2. 护士与同行关系的伦理规范	熟悉			
	3. 护士与社会公共关系的伦理规范	了解			
	（四）临床科室护理伦理道德要求				
	1. 整体护理的伦理道德要求	熟悉			
	2. 特殊患者的护理伦理	熟悉			
	实训三　护理执业中具体伦理原则案例分析	学会	技能实践		2

五、说明

（一）教学安排

本教学大纲主要供中等卫生职业教育护理专业教学使用,总学时为 36 学时,其中理论教学 30 学时,实践教学 6 学时。学分为 2 学分。

（二）教学要求

1. 本课程对理论部分教学要求分为掌握、熟悉、了解 3 个层次。掌握是指对基本知识、基本理论有较深刻的认识,并能综合、灵活地运用所学的知识解决实际问题。熟悉是指能够领会概念、原理的基本含义,解释护理现象。了解是指对基本知识、基本理论能有一定的认识,能够记忆所学的知识要点。

2. 本课程重点突出以岗位胜任力为导向的教学理念,在实践技能方面分为熟练掌握和学会 2 个层次。熟练掌握是指能独立、规范地完成操作过程。学会是指在教师的指导下能初步应用所学知识和技能。

（三）教学建议

1. 本课程依据护理专业岗位的工作任务、职业能力要求,强化理论实践一体化,突出"做中学、做中教"的职业教育特色,根据培养目标、教学内容和学生的学习特点以及执业资格考试要求,提倡案例教学、任务教学、角色扮演、情景教学等方法,利用校内外实训基地,将学生的自主学习、合作学习和教师引导教学等教学组织形式有机结合。

2. 教学过程中,可通过测验、观察记录、技能考核和理论考试等多种形式对学生的职业素养、专业知识和技能进行综合考评。应体现评价主体的多元化,评价过程的多元化,评价方式的多元化。评价内容不仅关注学生对知识的理解和技能的掌握,更要关注知识在护理专业实践中运用与解决实际问题的能力水平,重视护理专业职业素质的形成。

主要参考文献

[1] 程跃英. 护理美学 [M]. 3 版. 北京: 高等教育出版社, 2014.

[2] 梁立, 翟惠敏. 护士人文修养 [M]. 杭州: 浙江大学出版社, 2018.

[3] 林俊华. 护理美学 [M]. 北京: 中国中医药出版社, 2012.

[4] 马可玲, 徐贤淑. 护理美学 [M]. 北京: 人民军医出版社, 2012.

[5] 彭蔚. 护理美学 [M]. 北京: 化学工业出版社, 2014.

[6] 任晖, 黄刚. 我要做最好的护士 [M]. 北京: 人民卫生出版社, 2012.

[7] 史瑞芬, 史宝欣. 护士人文修养 [M]. 北京: 人民卫生出版社, 2012.

[8] 王燕, 丁宏伟. 护士人文修养 [M]. 北京: 人民卫生出版社, 2015.

[9] 王燕, 秦秀海. 护理礼仪与人际沟通 [M]. 北京: 人民卫生出版社, 2018.

[10] 吴丽文. 医护人文素养 [M]. 北京: 高等教育出版社, 2018.

[11] 张全书. 人际沟通 [M]. 北京: 人民卫生出版社, 2013.

[12] 甄矢, 邢岩. 人际沟通与护理礼仪 [M]. 北京: 人民卫生出版社, 2013.

[13] 郑文芳. 护理美学 [M]. 南京: 江苏科学技术出版社, 2013.